Beroepspraktijkvorming
Mbo-verpleegkundige

Praktijkopdrachten voor kwalificatieniveau 4
Kwalificatiedossier 2009-2010

Auteurs

Nicolien van Halem
Henny de Leeuw
Tera Stuut
Johan van 't Wout

Beroepspraktijkvorming Mbo-verpleegkundige

Praktijkopdrachten voor kwalificatieniveau 4

Onder redactie van

Nicolien van Halem
Henny de Leeuw
Tera Stuut
Johan van 't Wout

Bohn Stafleu van Loghum
Houten 2009

© 2009 Bohn Stafleu van Loghum, Houten
Alle rechten voorbehouden. Niets uit deze uitgave mag worden verveelvoudigd, opgeslagen in een geautomatiseerd gegevensbestand, of openbaar gemaakt, in enige vorm of op enige wijze, hetzij elektronisch, mechanisch, door fotokopieën, opnamen, of enige andere manier, zonder voorafgaande schriftelijke toestemming van de uitgever.
Voor zover het maken van kopieën uit deze uitgave is toegestaan op grond van artikel 16b Auteurswet 1912 j° het Besluit van 20 juni 1974, Stb. 351, zoals gewijzigd bij Besluit van 23 augustus 1985, Stb. 471 en artikel 17 Auteurswet 1912, dient men de daarvoor wettelijk verschuldigde vergoedingen te voldoen aan de Stichting Reprorecht (Postbus 3051, 2130 KB Hoofddorp).
Voor het overnemen van (een) gedeelte(n) uit deze uitgave in bloemlezingen, readers en andere compilatiewerken (artikel 16 Auteurswet 1912) dient men zich tot de uitgever te wenden.

ISBN: 978 90 313 6195 3
NUR 897

Omslagontwerp: Studio Imago, Amersfoort
Foto omslag: Hans Oostrum Fotografie, Den Haag
Ontwerp binnenwerk: PrePressMediaPartners, Wolvega
Tekstvervaardiging: PrePressMediaPartners, Wolvega

Derde druk, eerste oplage 2009

Bohn Stafleu van Loghum
Het Spoor 2
Postbus 246
3990 GA Houten
www.bsl.nl

Voorwoord

Dit BPV-boek is speciaal ontwikkeld voor de opleiding mbo-verpleegkundige en is gebaseerd op het kwalificatiedossier mbo-verpleegkundige 2009–2010. Het boek betekent een vernieuwing ten opzichte van de vertrouwde serie BPV-boeken. De veranderingen in de beroepspraktijk, de huidige vorm van competentiegericht onderwijs en de nieuwe, landelijke kwalificaties voor de mbo-opleiding maken een andere ordening en invulling van de leerstof noodzakelijk.

Experiment

De uitgever heeft in 2006/2007 op een viertal ROC's geëxperimenteerd met de nieuwe kwalificatie Helpende Zorg en Welzijn. Voor dit BPV-boek werkte de redactie samen met de OVDB, Kenniscentrum voor leren in de praktijk in de sectoren gezondheidszorg, welzijn, sport en dienstverlening (nu Calibris). Dit werkboek met praktijkopdrachten is door studenten van vier ROC's gebruikt. De suggesties voor verbeteringen die de redactie van de gebruikers ontving, zijn verwerkt in de opzet van deze nieuwe serie BPV-boeken.

Veranderingen

Zowel de inhoud van het onderwijs als de wijze waarop het onderwijs is ingericht moet in goed onderling overleg worden geregeld. De opleiding vindt plaats in de driehoek school, praktijk en leerling. Het beroepsonderwijs is echter sterk in beweging. Het onderwijs wil beter aansluiten op de beroepspraktijk en wil studenten beter voorbereiden op die praktijk. Vernieuwingen in het onderwijs komen met de student de praktijk binnen: de nadruk op competentiegericht opleiden, zelfsturing, nieuwe vormen van leren als leercoaching, studieloopbaanbegeleiding en werken met een portfolio zijn binnen het huidige onderwijs de norm geworden.
Enkele van de belangrijkste veranderingen die in de beroepspraktijk merkbaar zijn:
- de student wordt steeds meer verantwoordelijk voor het eigen leerproces;
- de begeleider wordt coach;
- de praktijk krijgt meer verantwoordelijkheid voor het leren in de praktijk;
- het gaat meer dan voorheen om leren door te doen in echte praktijksituaties.

Flexibel

Al die veranderingen vragen om flexibele leermiddelen die aansluiten bij het competentiegericht opleiden. Dit BPV-boek is flexibel te gebruiken: de opdrachten met de beoordelingscriteria en de competentiescan kunnen naar eigen inzicht, in willekeurige volgorde en naar eigen behoefte worden gebruikt. Het didactische model (praktijkleren in vier stappen) sluit aan bij de huidige ontwikkelingen in het onderwijs en de beroepspraktijk. Op elk moment in de opleiding kan een opdracht geoefend worden, binnen elke vorm van competentiegericht onderwijs. Dit kan zowel in de beroepsopleidende (BOL) als in de beroepsbegeleidende (BBL) leerweg. De opdrachten kunnen gebruikt worden in verschillende vormen van competentiegericht onderwijs, zelfs binnen de school.

Nieuw

Het goede is behouden: het didactisch model (de vier stappen: voorbereiden, uitvoeren, terugkijken en vooruitkijken), de overzichtelijkheid en de heldere opdrachten.
Nieuw in deze lichting BPV-boeken zijn de integratie van de stappenkaart in het didactisch model, de beheersingscriteria en de competentiescan. De stappen zijn opgenomen in het didactisch model en terug te vinden in de opdracht. De aparte stappenkaart en de reflectiekaart zijn daarmee vervallen.
Met de beheersingscriteria per opdracht en de competentiescan aan het einde van het boek hopen we scholen tegemoet te komen in hun wens om over meer instrumenten voor praktijktoetsing te beschikken.
De opdrachten kunnen worden gebruikt bij alle zorgcategorieën en alle zorgsettings en zijn dus niet specifiek toegeschreven naar één specifieke zorgcategorie of zorgsetting.

Competenties

- Competenties zijn ontwikkelbare vermogens van mensen om in voorkomende situaties op een juiste, doelbewuste en gemotiveerde wijze proces- en resultaatgericht te handelen.
- Competenties verwijzen naar de onderliggende kennis (hoofd), houding (hart) en vaardigheden (handen).
- Competenties worden voornamelijk in de beroepspraktijk ontwikkeld en toegepast.
- Praktijksituaties zijn uitgangspunt voor de opdrachten. De student voert de opdracht uit in haar eigen werksituatie. De competenties kunnen in alle werkvelden worden gehaald. Per opdracht is in de competentiematrix aangegeven aan welke (beroeps)competenties een student werkt.
- In een bijlage is de competentiescan opgenomen die de student kan gebruiken om aan te tonen hoe ver zij* is met het ontwikkelen van de (beroeps)competenties. De resultaten en de voortgang van het leerproces kan de student in een portfolio verzamelen.

Wij hopen dat dit BPV-boek een bruikbaar hulpmiddel is voor de competentiegerichte beroepspraktijkvorming en we stellen het zeer op prijs als u uw ervaringen, opmerkingen of suggesties aan ons doorgeeft.

Houten, juni 2009
De redactie

---

*Aanwijzing voor de leesbaarheid: de student wordt met *zij/haar* aangeduid; de begeleider met *hij/hem*. Uiteraard kan dit in de praktijk anders zijn.

Inhoud

Voorwoord	5
Toelichting voor de (werk)begeleider	8
Toelichting voor de studenten	10

ABCD-opdrachten

A	Kennismaken met het werkveld	13
B	Kennismaking en introductie	16
C	Afsluiten van de BPV-periode	19
D	Planningsformulier	22

Opdrachten

1	Opstellen van het verpleegplan	23
2	Persoonlijke verzorging	26
3	Eten en drinken	30
4	Uitscheiding	33
5	Mobiliteit	36
6	Slapen en rusten	39
7	Bedden opmaken	42
8	Sterven en rouw	45
9	Gezondheidstoestand monitoren	48
10	Voorlichting, advies en instructie: individueel	51
11	Voorlichting, advies en instructie: groepen	54
12	Eerste hulp	57
13	Veilige zorg	60
14	Begeleiden bij emotionele en gedragsproblemen	63
15	Sociaalmaatschappelijke begeleiding: individueel	66
16	Sociaalmaatschappelijke begeleiding: groepen	69
17	Coördinatie van zorg	72
18	Evalueren en bijstellen van het verpleegplan	75
19	Samenwerken en overleggen	78
20	Deskundigheidsbevordering	81
21	Professionalisering	84
22	Werkbegeleiding	88
23	Zelfstandig functioneren als verpleegkundige	91

Competentiescan	95
Competentiematrix	105

Toelichting voor de (werk)begeleider

Begeleiding - algemeen

De begeleider heeft een belangrijke taak bij het begeleiden van het 'praktijkleren' van een student. Hij zet de student aan tot actief en zelfstandig leren. De begeleider houdt ook rekening met de leerstijl en de werkervaring van de student.

Op elk moment in de opleiding en in elk werkveld kan de student de opdracht (één of meer keren) uitvoeren. Het moment is afhankelijk van het tempo, het persoonlijke activiteitenplan en de leerroute van de student.

Voor afspraken over kennismaking, begeleiding en afronding van de BPV-periode kan de student gebruik maken van de ABCD-opdrachten.

De begeleider begeleidt en bewaakt samen met de student het leerproces. Hij is coach van de student. Een coach activeert en spoort de student aan en houdt de student als het ware een spiegel voor. Dit betekent dat de student zich steeds meer richt op het zelfstandig leren in de beroepspraktijk.

Een student zonder werkervaring in de zorgsector kan zich met behulp van dit boek de vereiste beroepscompetenties eigen maken. Een student met werkervaring in de zorgsector kan de beroepscompetenties verder ontwikkelen en verdiepen.

Begeleiding bij het stappenplan

 Stap 1   Wat ga je doen?

De begeleider begeleidt de student zo nodig bij stap 1 en bespreekt de voorbereiding met behulp van de vragen. Hij bespreekt de persoonlijke leerdoelen van de student.

 Stap 2   Voer de opdracht uit.

De begeleider let erop dat de student werkt volgens de planning en de afspraken die gemaakt zijn.

 Stap 3   Hoe ging het?

De begeleider kijkt samen met de student terug op hoe de opdracht is gegaan. Dit kan aan de hand van vragen. Wanneer er een reflectiegesprek plaatsvindt, kan de begeleider afspreken met de student of zij een verslag(je) schrijft.

 Stap 4   En hoe nu verder?

De begeleider bespreekt of de student de opdracht nog eens wil of moet doen. Aan welke leerdoelen en competenties gaat de student werken?

De competentiescan

Achter in het boek staat een competentiescan. De scan geeft een overzicht van alle competenties met de daarbij behorende beheersingscriteria. Ook geeft de scan een overzicht van de scores.
De begeleider kan de competentiescan invullen of hij kan de student de scan laten invullen als zij met de begeleider terugkijkt op haar functioneren. Hoe lang deze periode is, is afhankelijk van de duur van de stage of de BPV-periode en de opleiding. Dit spreken de begeleider en de student samen af. De scan vormt een onderdeel van de voortgangs- en evaluatiegesprekken.

In de loop van de opleiding werkt de student aan de ontwikkeling van de verschillende competenties. In het schema zie je met welke opdrachten de student aan de betreffende competentie werkt. De criteria maken zichtbaar waar de student aan moet voldoen om de gehele competentie te behalen. Wat beheerst de student, wat moet zij nog ontwikkelen? Deze vragen vormen steeds de basis van het Persoonlijk Ontwikkelings Plan (POP) van de student.

Aan het einde van de opleiding heeft de student alle competenties behaald op het niveau van een beginnende beroepsbeoefenaar.

Het is belangrijk de competentiescan goed bij te houden, omdat deze een bewijs vormt voor de portfolio van de student.

De score wordt als volgt aangegeven:

(–)   Dit onderdeel moet je nog ontwikkelen.
(–/+) Dit onderdeel is in ontwikkeling.
(+)   Dit onderdeel heb je behaald.

De opdrachten over de verpleegtechnische vaardigheden zijn te vinden in het boek *Beroepspraktijkvorming verpleegkundigen, verpleegtechnische vaardigheden.*

Website

Bij de BPV-boeken hoort een website waar de student aanvullende formulieren en extra informatie kan vinden. Ook kunnen studenten hier de leerstijlentest invullen en BPV-ervaringen uitwisselen.
Kijk op: www.beroepspraktijkvorming.nl.

Toelichting voor de studenten

Algemeen

Op elk moment in de opleiding en in elk werkveld kun je een opdracht (één of meer keren) uitvoeren. Het moment waarop je de opdracht uitvoert, is afhankelijk van je tempo, je persoonlijke activiteitenplan en je leerroute.
Voor afspraken over kennismaking, begeleiding en het afronden van de BPV-periode kun je gebruikmaken van de ABCD-opdrachten.

Opbouw van de opdrachten

Titel
Elke opdracht heeft een titel, die aangeeft waar de opdracht over gaat.

Inleiding
De inleiding geeft een beeld van het belang van de opdracht in de beroepspraktijk.

Opdracht
In de opdracht staat wat je gaat doen.
Het model gaat uit van de vier stappen: *voorbereiden, uitvoeren, terugkijken* en *vooruitkijken*.
1 Wat ga je doen?
2 Voer de opdracht uit.
3 Hoe ging het?
4 Hoe nu verder?

 Stap 1   Wat ga je doen?

Je bereidt je voor op de opdracht. Je geeft antwoord op de vragen. Soms doe je dit schriftelijk, soms mondeling of op een andere manier. Soms heb je hulp van je begeleider nodig. Je bespreekt de voorbereiding met je begeleider. Je bespreekt je persoonlijke leerdoelen ook met je begeleider.

 Stap 2   Voer de opdracht uit.

Bij de uitvoering let je erop dat je werkt volgens de planning en de afspraken die je gemaakt hebt.

 Stap 3   Hoe ging het?

Met je begeleider kijk je terug op hoe de opdracht is gegaan. Je kunt dit doen door de vragen te beantwoorden. Je spreekt af met je begeleider of je een verslag(je) schrijft.

 Stap 4   Hoe nu verder?

Wil of moet je de opdracht nog een keer doen? Aan welke leerdoelen en competenties ga je werken?

Competentiescan

Achter in het boek staat een competentiescan. Het is een overzicht/verzamellijst van alle competenties met de erbij behorende beheersingscriteria. Daarnaast kun je de scores aantekenen.
Deze competentiescan kun je alleen of samen met je begeleider invullen, als hij met jou na een bepaalde periode terugkijkt op je functioneren. Hoe lang deze periode is, hangt af van de duur van de stage/BPV-periode en je opleiding. Je spreekt samen af wanneer je terug kijkt. De scan vormt een onderdeel voor de voortgangs- en evaluatiegesprekken.

In de loop van je opleiding werk je aan de ontwikkeling van de verschillende competenties. In het schema zie je met welke opdrachten je aan de betreffende competentie werkt. De criteria maken zichtbaar waar je aan moet voldoen om deze competentie te bezitten. Wat beheers je, wat moet je nog ontwikkelen? Deze vragen vormen steeds de basis van je Persoonlijk Ontwikkelings Plan (POP).

Aan het einde van de opleiding heb je alle competenties behaald op het niveau van een beginnende beroepsbeoefenaar.

Het is belangrijk de competentiescan goed bij te houden, omdat deze een bewijs vormt om in je portfolio op te nemen.

De score wordt als volgt aangegeven:

(-)   Dit onderdeel moet je nog ontwikkelen.
(-/+) Dit onderdeel is in ontwikkeling.
(+)   Dit onderdeel heb je behaald.

Competentiematrix

In de competentiematrix geef je aan hoe je de opdracht hebt gedaan. Wat heb je gedaan? Wat kun je en wat (nog) niet? De formulieren, met handtekening van je begeleider, kun je gebruiken als bewijs voor je portfolio.

De opdrachten over de verpleegtechnische vaardigheden zijn te vinden in het boek *Beroepspraktijkvorming verpleegkundigen, verpleegtechnische vaardigheden*.

Website

Bij de BPV-boeken hoort een website waar de student aanvullende formulieren en extra informatie kan vinden. Ook kunnen studenten hier de leerstijlentest invullen en BPV-ervaringen uitwisselen.
Kijk op: www.beroepspraktijkvorming.nl.

A Kennismaken met het werkveld

Je gaat:
- kennismaken met:
  - je collega's;
  - de zorgvrager(s) die je gaat verplegen;
  - de kenmerken en de problematiek van de zorgvragers in het nieuwe werkveld;
- informatie verzamelen over de visie van de organisatie waar je werkt/stage loopt;
- in je werk deze visie toepassen.

Inleiding

Je staat nu aan het begin van de BPV-periode in één van de volgende werkvelden:
- verpleeghuis;
- verzorgingshuis;
- thuiszorg;
- geestelijke gezondheidszorg;
- gehandicaptenzorg;
- ziekenhuis.

Een spannend moment. Is dit een werkveld dat je ligt? Is het een goede keuze (als het een keuze is)? Beantwoordt het aan je verwachtingen?
Allereerst de kennismaking. Je ontmoet veel verschillende mensen. De mensen met wie je gaat werken zijn de mensen van je team, je directe collega's en je begeleider. Je maakt kennis met de zorgvrager(s). Dat kunnen, afhankelijk van het werkveld, zorgvragers van alle leeftijden zijn: van baby's en kinderen tot volwassenen en ouderen. Ook oriënteer je je op de organisatie, de manier van werken van de afdeling of de leef-/woonomgeving van de zorgvrager(s). Je doet waarschijnlijk heel veel nieuwe ervaringen en indrukken op.

Opdracht

- Stel je voor aan je collega's en de mensen waarmee je direct te maken krijgt.
- Vraag wie jou tijdens de introductie gaat begeleiden.
- Zorg dat je informatie krijgt over het werkveld en, meer specifiek, over de afdeling of de leef-/woonomgeving van de zorgvrager(s).
- Vraag informatie over de organisatie waar je de komende tijd werkt of stage loopt en verdiep je in deze informatie. Wat is de visie van de organisatie?
- Maak kennis met de zorgvrager(s).
- Bespreek met je begeleider de onderstaande punten:
  - Welk beeld heb je van deze categorie zorgvragers en van het werkveld?
  - Welke ervaring heb je al opgedaan met deze zorgcategorie en het werkveld?
  - Welke belemmeringen, uitdagingen en kansen zie je voor jezelf in de komende BPV-periode?

Stappenplan

 1 Wat ga je doen?

Bereid de opdracht voor.
- Is de opdracht duidelijk?
- Welke kennis heb je nodig?
- Welke richtlijnen en protocollen ga je gebruiken?
- Wat zijn je persoonlijke leerdoelen?

_____
_____
_____
_____
_____

Praktijkopdrachten voor kwalificatieniveau 4

 2 Voer de opdracht uit.

 3 Hoe ging het?

Kijk terug naar hoe je de opdracht hebt gedaan. Reflectievragen die je kunt stellen gaan over *jezelf* en *de ander* (de zorgvrager, naasten/mantelzorger, je collega, enzovoort).
- Wat wilde je bereiken? Wat wilde de ander bereiken?
- Wat voelde je? Wat voelde de ander?
- Wat dacht je? Wat dacht de ander?
- Wat deed je? Wat deed de ander?

Hoe rond je de opdracht af? Heb je een gesprek met je begeleider en/of maak je een verslagje?

Opmerkingen van de deelnemer:

_____
_____
_____
_____
_____

Opmerkingen van de begeleider:

_____
_____
_____
_____
_____

 4 Hoe nu verder?

- Moet of wil je deze opdracht nu nog een keer doen?
- Aan welke onderdelen moet je nog werken?
- Als je in een ander werkveld gaat werken of stagelopen doe je deze opdracht dan opnieuw?

Werkveld	Ziekenhuiszorg	Verpleeg- en verzorgingshuis	Thuiszorg	Geestelijke gezondheidszorg	Gehandicaptenzorg
Opdracht behaald	Ja / nee / nvt	Ja / nee / nvt	Ja / nee / nvt	Ja / nee / nvt	Ja / nee / nvt
Datum en paraaf begeleider					

Praktijkopdrachten voor kwalificatieniveau 4

B Kennismaking en introductie

Je gaat:
- kennismaken met je begeleider;
- de afspraken en regels van de instelling bespreken;
- het nood- of calamiteitenplan bespreken;
- je werkomgeving verkennen;
- met je begeleider de opdrachten bespreken en plannen;
- in overleg met je begeleider reflectiegesprekken en evaluaties plannen;
- met je begeleider afspraken maken over je leerproces in het kader van je POP, PAP en/of het werken aan leerlijnen.

Inleiding

Je staat nu aan het begin van je BPV-periode. De eerste tijd zul je veel indrukken opdoen en al snel zul je heel gericht dingen gaan leren. Je gaat werken aan de opdrachten die nodig zijn om je leerdoelen en competenties te halen. Ook heb je een werkbegeleider toegewezen gekregen die je tijdens deze BPV-periode zal begeleiden.

POP en PAP en werken met leerlijnen
Met behulp van dit BPV-boek met opdrachten doorloop je je Persoonlijk Ontwikkel Plan (POP). In dit plan heb je aangegeven wat je wilt leren in de komende periode. Ook vragen als waarom, hoe, met wie en wanneer komen daarin aan bod. Afhankelijk van jouw leerdoelen en de opdrachten die nodig zijn om aan je competenties te werken, maak je een Persoonlijk Activiteiten Plan (PAP), waarbij je afspraken over leerdoelen, opdrachten en verdere activiteiten vastlegt. Deze BPV-opdrachten zijn ook zinvol als je werkt met leerlijnen.
De vaardigheden-leerlijn komt aan bod als je in de opdrachten vaardigheden oefent (bijvoorbeeld bij persoonlijke zorg).
De theoretische of kennisleerlijn heb je nodig als voorbereiding op een opdracht of achteraf, om je ervaring te vergelijken met de theorie.
Je werkt aan *de integrale leerlijn* als je je hoofd, hart en handen gebruikt in de verschillende opdrachten, kortom als je werkt aan het geheel.
De reflectie-leerlijn gebruik je als je terugkijkt op de opdrachten, deze bespreekt met je begeleider en je collega's en vervolgens vooruitblikt naar je handelen bij nieuwe opdrachten.

Opdracht

Bij de kennismaking en de introductie ontmoet je de collega die jou zal begeleiden. Dit kan een werkbegeleider of praktijkbegeleider zijn.

Kennismaking

- Maak kennis met je begeleider.
- Maak afspraken over:
  - werktijden;
  - rooster;
  - ziekteverzuim en ander verzuim;
  - organisatie- of afdelingsregels;
  - kledingvoorschriften of voorschriften over je uiterlijk;
  - de mogelijkheid van een stagevergoeding;
  - bereikbaarheid van jou en je begeleider;
  - enzovoort.
- Neem deel aan een rondleiding door het gebouw, de afdeling of het terrein.
- Stel je op de hoogte van een nood- of calamiteitenplan of spreek af wanneer je dat gaat doen.
- Leg de afspraken vast.

Introductie

- Neem deel aan een introductiegesprek aan de hand van de volgende vragen:
  - Wat verwacht je van je werkbegeleider en wat verwacht je begeleider van jou? Denk bijvoorbeeld aan het nemen van initiatief, zelfstandig werken, verantwoordelijkheid en het bewaken van je eigen grenzen.
  - Welke opdrachten moet je in deze BPV-periode (nogmaals) doen? Je kunt gebruikmaken van planningsformulier D.
  - Hoe wil je daaraan werken?
  - Welke competenties en/of eigen leerdoelen heb je meegenomen uit de afgelopen school- of BPV-periode.
  - Hoe wil je daaraan werken?
- Maak hierover afspraken met je begeleider.
- Plan in overleg met je begeleider de reflectiegesprekken en evaluaties. Je kunt gebruikmaken van planningsformulier D.
- Leg de afspraken vast.

Stappenplan

 1 Wat ga je doen?

Bereid de opdracht voor.
- Is de opdracht duidelijk?
- Welke kennis heb je nodig?
- Welke richtlijnen en protocollen ga je gebruiken?
- Wat zijn je persoonlijke leerdoelen?

_____
_____
_____
_____
_____

 2 Voer de opdracht uit.

 3 Hoe ging het?

Kijk terug naar hoe je de opdracht hebt gedaan. Reflectievragen die je kunt stellen gaan over *jezelf* en *de ander* (de zorgvrager, naasten/mantelzorger, je collega, enzovoort).
- Wat wilde je bereiken? Wat wilde de ander bereiken?
- Wat voelde je? Wat voelde de ander?
- Wat dacht je? Wat dacht de ander?
- Wat deed je? Wat deed de ander?

Hoe rond je de opdracht af? Heb je een gesprek met je begeleider en/of maak je een verslagje?

Opmerkingen van de deelnemer:

_____
_____
_____
_____
_____

Opmerkingen van de begeleider:

_____
_____
_____
_____
_____

4 Hoe nu verder?

- Moet of wil je deze opdracht nu nog een keer doen?
- Aan welke onderdelen moet je nog werken?
- Als je in een ander werkveld gaat werken of stagelopen doe je deze opdracht dan opnieuw?

Werkveld	Ziekenhuiszorg	Verpleeg- en verzorgingshuis	Thuiszorg	Geestelijke gezondheidszorg	Gehandicaptenzorg
Opdracht behaald	Ja / nee / nvt	Ja / nee / nvt	Ja / nee / nvt	Ja / nee / nvt	Ja / nee / nvt
Datum en paraaf begeleider					

C Afsluiten van de BPV-periode

Je gaat:
- met je begeleider de BPV-periode evalueren;
- de verslagen en afspraken maken die voor je POP, PAP of het werken aan leerlijnen nodig zijn;
- je richten op een volgende BPV-periode, een volgend leerjaar of een baan als beginnend beroepsbeoefenaar.

Inleiding

Deze BPV-periode zit er bijna op. Tussen de eerste dag en nu is er waarschijnlijk veel gebeurd. Als je erbij stilstaat is dat misschien méér dan je op het eerste gezicht zou denken. Je zult dingen geleerd hebben omdat je daar bewust mee bezig bent geweest. Maar ook zul je onbewust dingen hebben geleerd. Misschien heb je gemerkt dat je iets al heel goed kon wat je nog niet van jezelf wist, of dat je iets juist niet kon, waardoor je er een leerdoel van kon maken.
Het is tijd om terug te kijken.

Ook in het vervolg, in een nieuwe BPV-periode of in je werk als gediplomeerd verpleegkundige, blijf je werken aan je competenties. In de meeste beroepen, maar zeker in een beroep als dit, waarin je met mensen werkt, ben je nooit uitgeleerd. Dit wordt wel *een-leven-lang-leren* genoemd.

Opdracht

Als je aan het einde van de BPV-periode bent, kijk je in deze opdracht terug op deze periode.
Als je ook aan het einde van een leerjaar bent, kijk je in deze opdracht terug op deze BPV-periode en op het totale leerjaar.
Als je aan het einde van je opleiding bent, kijk je in deze opdracht terug op deze BPV-periode en op je totale praktijkleerperiode.

Schrijf een eindevaluatie waarin je je ervaringen van deze BPV-periode beschrijft (en indien van toepassing het leerjaar of de totale opleidingsperiode).
Verwerk hierin de volgende punten:
- Wat is je eerste indruk van deze BPV-periode?
- Wat is daaraan veranderd en wat is hetzelfde gebleven?
- Met welke belemmeringen, uitdagingen en kansen heb je te maken gehad?
- Hoe ben je daarmee omgegaan?
- Wat waren de leerdoelen en competenties waar je aan wilde werken in het begin van deze BPV-periode: wat heb je ermee gedaan en wat heeft het je opgeleverd?
- Hoe heb je aan de opdrachten gewerkt?
- Van wie heb je veel geleerd en waarom juist van die persoon of personen?
- Welke leerdoelen, competenties of aandachtpunten neem je mee naar een volgende BPV-periode, leerjaar of naar je baan als beginnend beroepsbeoefenaar?
- Hoe heb je de begeleiding ervaren?
- Als je aan het einde van je opleiding bent: hoe ga je verder met je ontwikkeling/*een-leven-lang-leren*: op welke manier wil jij verder leren in je beroep?

Indien van toepassing: vul dit verslag aan met een terugblik over het afgelopen leerjaar of de gehele opleidingsperiode.

Stappenplan

 1 Wat ga je doen?

Bereid de opdracht voor.
- Is de opdracht duidelijk?
- Welke kennis heb je nodig?
- Welke richtlijnen en protocollen ga je gebruiken?

– Wat zijn je persoonlijke leerdoelen?

_____
_____
_____
_____
_____

2   Voer de opdracht uit.

3   Hoe ging het?

Kijk terug naar hoe je de opdracht hebt gedaan. Reflectievragen die je kunt stellen gaan over *jezelf* en *de ander* (de zorgvrager, naasten/mantelzorger, je collega, enzovoort):
– Wat wilde je bereiken? Wat wilde de ander bereiken?
– Wat voelde je? Wat voelde de ander?
– Wat dacht je? Wat dacht de ander?
– Wat deed je? Wat deed de ander?

Hoe rond je de opdracht af? Houd je een gesprek met je begeleider en/of maak je een verslagje?

Opmerkingen van de deelnemer:

_____
_____
_____
_____
_____

Opmerkingen van de begeleider:

_____
_____
_____
_____
_____

4   Hoe nu verder?

– Moet of wil je deze opdracht nog een keer doen?
– Aan welke onderdelen moet je nog werken?
– Als je in een ander werkveld gaat werken of stagelopen doe je deze opdracht opnieuw.

Werkveld	Ziekenhuiszorg	Verpleeg- en verzorgingshuis	Thuiszorg	Geestelijke gezondheidszorg	Gehandicaptenzorg
Opdracht behaald	Ja / nee / nvt	Ja / nee / nvt	Ja / nee / nvt	Ja / nee / nvt	Ja / nee / nvt
Datum en paraaf begeleider					

D Planningsformulier

Naam: _____

Activiteit Opdracht Gesprek	Week/periode	Begeleiding	Bijzonderheden

Praktijkopdrachten voor kwalificatieniveau 4

1 Opstellen van een verpleegplan

Inleiding

Goede zorg verlenen begint bij het in kaart brengen van de vragen en behoeften van de zorgvrager. Welke zorg heeft de zorgvrager nodig? Welke wensen en verwachtingen leven er bij de zorgvrager en zijn naasten? Hoe vertaal je de zorgbehoefte, wensen en omstandigheden in concrete doelen?
Hoe bereik je dat alle zorgverleners de zorg verlenen die is afgesproken met de zorgvrager?
In een verpleegplan geef je de verpleegkundige diagnose weer, welke doelen je met de zorgverlening wilt bereiken, welke zorg je verleent en welke afspraken je maakt.
Een verpleegplan wordt ook wel een zorg-, begeleidings- of leefplan genoemd. De verschillende werkvelden gebruiken vaak andere namen voor het verpleegplan.

Opdracht

Stel een verpleegplan op, dat wil zeggen:
- Verzamel de nodige gegevens van de zorgvrager.
- Voer met de zorgvrager een anamnesegesprek waarin je de wensen, behoeften en verwachtingen met de zorgvrager en naasten/mantelzorgers bespreekt.
- Analyseer de gegevens, breng de zorgbehoefte in kaart.
- Formuleer een verpleegkundige diagnose.
- Stel een verpleegplan op met duidelijke doelen en prioriteiten.
- Kies geschikte activiteiten/interventies.
- Raadpleeg zonodig collega's en andere disciplines.
- Bepaal en regel de middelen en mensen die nodig zijn.
- Formuleer correct en rapporteer nauwkeurig.
- Plan de werkzaamheden logisch en realistisch.
- Bespreek het verpleegplan met je begeleider.
- Informeer de zorgvrager en diens naasten over het verpleegplan en maak je standpunt over goede zorg duidelijk.

 1 Wat ga je doen?

Bereid de opdracht voor.
- Is de opdracht duidelijk?
- Welke kennis heb je nodig?
- Welke richtlijnen en protocollen ga je gebruiken?
- Wat zijn je persoonlijke leerdoelen?

_____
_____
_____
_____
_____

 2 Voer de opdracht uit.

Houd tijdens de uitvoering rekening met de privacy van de zorgvrager.

 3 Hoe ging het?

Kijk terug naar hoe je de opdracht hebt gedaan. Reflectievragen die je kunt stellen gaan over *jezelf* en *de ander* (de zorgvrager, naasten/mantelzorger, je collega, enzovoort).
- Wat wilde je bereiken? Wat wilde de ander bereiken?
- Wat voelde je? Wat voelde de ander?
- Wat dacht je? Wat dacht de ander?
- Wat deed je? Wat deed de ander?

Hoe rond je de opdracht af? Voer je een gesprek met je begeleider en/of maak je een verslagje?

Opmerkingen van de deelnemer:

___

Opmerkingen van de begeleider:

___

4 Hoe nu verder?

Gebruik de competentiematrix bij deze opdracht om vast te stellen hoever je bent. Wil of moet je deze opdracht nog een keer doen? Aan welke onderdelen moet je nog werken?

___

Praktijkopdrachten voor kwalificatieniveau 4

Competentiematrix

Opdracht 1: Opstellen van een verpleegplan
Kerntaak 1: Bieden van verpleegkundige zorg en ondersteuning op basis van het verpleegplan
Resultaat: Een verpleegkundige diagnose met daarin opgenomen de concrete zorg- en ondersteuningsbehoeften. Deze gegevens zijn de basis van het verpleegplan. In het verpleegplan is rekening gehouden met de wensen, achtergrond en omstandigheden van de zorgvrager en de mantelzorger/naasten.

Competentie	Omschrijving	Criteria	Aan gewerkt	Behaald
D	Aandacht en begrip tonen	Je toont interesse in de gezondheidsproblemen en leefomstandigheden van de zorgvrager en diens naasten.		
		Je leeft je in in andermans gevoelens.		
		Je luistert actief naar de zorgvrager.		
		Je doet moeite om de gevoelens van de zorgvrager omtrent zelfredzaamheid te begrijpen.		
H	Overtuigen en beïnvloeden	Je voert met de zorgvrager een anamnesegesprek.		
		Je verzamelt de relevante gegevens.		
		Je gebruikt de juiste argumenten om de zorgvrager en diens naasten te overtuigen.		
		Je onderbouwt je informatie met argumenten.		
		Je brengt je ideeën en standpunten begrijpelijk.		
J	Formuleren en rapporteren	Je formuleert correct.		
		Je registreert nauwkeurig en volledig je handelingen.		
		Je interpreteert de gegevens op de juiste wijze.		
		Je rapporteert in goed Nederlands.		
K	Vakdeskundigheid toepassen	Je herkent veel voorkomende stoornissen, beperkingen, functioneringsproblemen en gezondheidsrisico's bij verschillende zorgcategorieën.		
		Je gebruikt deze gegevens in het verpleegplan.		
M	Analyseren	Je analyseert de verzamelde gegevens en legt de juiste verbanden.		
		Je schat de situatie van de zorgvrager juist in.		
		Je trekt de juiste conclusies voor een juiste diagnose.		

Werkveld	Ziekenhuiszorg	Verpleeg- en verzorgingshuis	Thuiszorg	Geestelijke gezondheidszorg	Gehandicaptenzorg
Opdracht behaald	Ja / nee / nvt	Ja / nee / nvt	Ja / nee / nvt	Ja / nee / nvt	Ja / nee / nvt
Datum en paraaf begeleider					

Praktijkopdrachten voor kwalificatieniveau 4

Persoonlijke verzorging

Inleiding

Deze opdracht gaat over het wassen, het aan- en uitkleden en over de uiterlijke verzorging van een aantal zorgvragers. 'Uiterlijke verzorging' houdt in: haar-, huid-, oog- en mondverzorging. Misschien zie je er tegen op om lichamelijk contact te maken, of wellicht denk je juist: 'Fijn, nu kan ik eindelijk aan de slag'.
Er kunnen verschillende redenen zijn waarom een zorgvrager hulp nodig heeft. Het kan te maken hebben met leeftijd, met een ziekte of met een handicap.
Hoe zal een zorgvrager reageren op het feit dat jij hem komt wassen? Als een zorgvrager zichzelf niet meer geheel kan verzorgen, moet hij zijn privacy, gedeeltelijk, opgeven. De een zal hier meer moeite mee hebben dan de ander. Ook maakt het verschil of de zorgvrager zichzelf voorheen wel kon redden. Voor jou als verpleegkundige ligt hier een mooie maar ook moeilijke taak.

Opdracht

- Ga in het plan na of er voorschriften en specifieke wensen en gewoonten zijn rondom de persoonlijke verzorging.
- Help verschillende zorgvragers bij de persoonlijke verzorging en maak hierbij gebruik van geschikte hulpmiddelen.
- Geef informatie over de zorg en stem de zorg af met de zorgvrager en diens naasten/mantelzorgers. Houd rekening met de zelfredzaamheid van de zorgvrager.
- Bied ondersteuning die de algehele gezondheid bevordert en stem deze ondersteuning af op de mogelijkheden en de leeftijd van de zorgvrager.
- Laat in je handelen zien dat je om kunt gaan met intimiteit in de zorgsituatie.
- Respecteer vertrouwelijke informatie van en over de zorgvrager.
- Ga bij de zorgvrager na of hij tevreden is over de geboden zorg.
- Bespreek met je begeleider de zorg die je verleend hebt aan de zorgvrager; bespreek ook eventuele problemen die je bent tegengekomen en bedenk een manier hoe je hier in de toekomst mee omgaat.

Schema voor vaardigheden			Onderbegeleiding	Zelfstandig
1	Hulp bij aan- en uitkleden			
2	Hulp bij wassen			
	1	douchen		
	2	wassen in bed		
	3	wassen bij de wastafel		
	4	baden		
	5			
	6			
3	Hulp bij uiterlijke verzorging			
	1	haren		
	2	pruik		
	3	scheren		
	4	kunstgebit		
	5	hoorapparaat		

Praktijkopdrachten voor kwalificatieniveau 4

	6	bril		
	7	steunkousen		
	8	make-up		
	9			
	10			
4	Gebruik van hulpmiddelen			
	1	bij aan- en uitkleden		
	2	bij wassen		
	3	bij uiterlijke verzorging		
	4			
	5			
5	Hulp bij urine en ontlasting			
	1	toiletbezoek		
	2	luier verwisselen (kinderen)		
	3	incontinentiemateriaal verwisselen		
	4	potje geven (kinderen)		
	5	po in bed geven		
	6	helpen bij gebruik van de postoel		
	7			
6	Hulp bij opgeven van sputum			
7	Hulp bij braken			
8	Hulp bij het verschonen bij menstruatie			
9	Hulp bij transpiratie			
10	Hulp bij koorts			
11	Slaapcomfort bevorderen			
	1	veranderen van houding in bed		
	2	zorgen voor rust		

1 Wat ga je doen?

Bereid de opdracht voor.
- Is de opdracht duidelijk?
- Welke kennis heb je nodig?
- Welke richtlijnen en protocollen ga je gebruiken?
- Wat zijn je persoonlijke leerdoelen?

_____
_____
_____
_____
_____

 2 Voer de opdracht uit.

Houd tijdens de uitvoering rekening met:
- het stimuleren van de zelfredzaamheid van de zorgvrager;
- de privacy en veiligheid van de zorgvrager;
- de observaties van de gezondheidstoestand;
- de emoties en gevoelens van de zorgvrager.

 3 Hoe ging het?

Kijk terug op hoe je de opdracht hebt gedaan. Reflectievragen die je kunt stellen gaan over *jezelf* en *de ander* (de zorgvrager, naasten/mantelzorger, je collega, enzovoort).
- Wat wilde je bereiken? Wat wilde de ander bereiken?
- Wat voelde je? Wat voelde de ander?
- Wat dacht je? Wat dacht de ander?
- Wat deed je? Wat deed de ander?

Hoe rond je de opdracht af? Voer je een gesprek met je begeleider en/of maak je een verslagje?

Opmerkingen van de deelnemer:

_____
_____
_____
_____
_____
_____

Opmerkingen van de begeleider:

_____
_____
_____
_____
_____
_____

 4 Hoe nu verder?

Gebruik de competentiematrix bij deze opdracht om vast te stellen hoever je bent.
- Wil of moet je deze opdracht nog een keer doen?
- Aan welke onderdelen moet je nog werken?

_____
_____
_____
_____

Competentiematrix

Opdracht 2: Persoonlijke verzorging
Kerntaak 1: Bieden van verpleegkundige zorg en ondersteuning op basis van het verpleegplan
Resultaat: De ondersteuning bij de persoonlijke verzorging is op professionele wijze uitgevoerd.

Compe-tentie	Omschrijving	Criteria	Aan gewerkt	Behaald
F	Ethisch en integer handelen	Je handelt ethisch volgens de beroepscode.		
		Je bent eerlijk en betrouwbaar en respecteert vertrouwelijke informatie.		
		Je respecteert verschillen tussen zorgvragers in normen en waarden, seksuele voorkeur, culturele achtergrond en levensbeschouwing.		
		Je handelt consequent volgens in de organisatie geldende waarden en normen.		
		Je handelt zonder vooroordeel.		
J	Formuleren en rapporteren	Je verwoordt duidelijk je bevindingen, zowel mondeling als schriftelijk.		
		Je onderscheidt hoofd- en bijzaken.		
K	Vakdeskundigheid toepassen	Je herkent veel voorkomende stoornissen, beperkingen, functioneringsproblemen en gezondheidsrisico's bij verschillende zorgcategorieën.		
		Je gebruikt deze gegevens om de basiszorg af te stemmen.		
N	Onderzoeken	Je let op nieuwe informatie over de gezondheidstoestand.		
		Je gebruikt nieuw verkregen gegevens voor het verpleegplan.		
R	Op de behoeften en verwachtingen van de zorgvrager richten	Je achterhaalt de zorgbehoeften, wensen en interesses van de zorgvrager en mantelzorger/naasten.		
		Je bespreekt wensen en mogelijkheden met betrokkenen.		
		Je geeft persoonlijke gerichte zorg.		
		Je vraagt regelmatig na of de geboden zorg aansluit bij de verwachtingen en wensen van de zorgvrager.		
		Je komt afspraken met de zorgvrager na.		

Werkveld	Ziekenhuiszorg	Verpleeg- en verzorgingshuis	Thuiszorg	Geestelijke gezondheidszorg	Gehandicaptenzorg
Opdracht behaald	Ja / nee / nvt	Ja / nee / nvt	Ja / nee / nvt	Ja / nee / nvt	Ja / nee / nvt
Datum en paraaf begeleider					

Praktijkopdrachten voor kwalificatieniveau 4

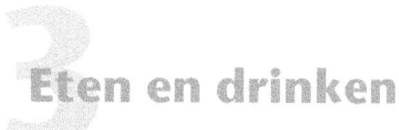

3 Eten en drinken

Inleiding

Zorgvragers hebben hulp nodig bij eten en drinken als zij ziek of verzwakt zijn. Ook kan een oudere zorgvrager verward of onrustig zijn en daarom hulp nodig hebben. Denk bijvoorbeeld ook aan blinde zorgvragers. Of zorgvragers die tijdelijk hun handen niet kunnen gebruiken. Baby's en jonge kinderen moeten leren om zelfstandig te eten en te drinken. In al deze situaties zul jij moeten helpen bij het eten en drinken.

Bij beide groepen (oud en jong) moet je rekening houden met de eisen en wensen van de situatie. Het is jouw taak ervoor te zorgen dat iemand zich niet kan verslikken of verwonden (bijvoorbeeld door te hete thee te drinken!).

Door het eten op een smakelijke manier te serveren en te zorgen voor een afwisselend menu bevorder je de eetlust van de zorgvrager. Volwassenen en kinderen zullen dan met meer plezier eten en drinken.

Opdracht

- Ga in het plan na of er dieet-, voedingsvoorschriften en specifieke wensen en (culturele) gewoonten zijn rondom het eten en drinken.
- Serveer de maaltijd, dien deze smakelijk op en help de zorgvrager in de juiste houding om te kunnen eten.
- Help de zorgvrager bij het eten en drinken tijdens de warme maaltijd en broodmaaltijd. Help baby's of peuters bij het geven van flesvoeding, een fruithapje of een andere maaltijd.
- Bespreek met je begeleider hoe je moet handelen als een zorgvrager zich verslikt of zich verwondt tijdens het eten of drinken. Wees alert op het voorkomen van deze situaties.
- Houd een vochtbalans bij voor een zorgvrager en geef aan waarom dit nodig is.
- Rapporteer wat je hebt gedaan en welke veranderingen of bijzonderheden je tegenkwam; geef veranderingen door aan je collega en/of leidinggevende.

1 Wat ga je doen?

Bereid de opdracht voor.
- Is de opdracht duidelijk?
- Welke kennis heb je nodig?
- Welke richtlijnen en protocollen ga je gebruiken?
- Wat zijn je persoonlijke leerdoelen?

_____
_____
_____
_____
_____

2 Voer de opdracht uit.

Houd tijdens de uitvoering rekening met:
- het stimuleren van de zelfredzaamheid van de zorgvrager;
- de privacy en veiligheid van de zorgvrager;
- de observaties van de gezondheidstoestand;
- de emoties en gevoelens van de zorgvrager.

Praktijkopdrachten voor kwalificatieniveau 4

 3 Hoe ging het?

Kijk terug naar hoe je de opdracht hebt gedaan. Reflectievragen die je kunt stellen gaan over *jezelf* en *de ander* (de zorgvrager, naasten/mantelzorger, je collega, enzovoort).
- Wat wilde je bereiken? Wat wilde de ander bereiken?
- Wat voelde je? Wat voelde de ander?
- Wat dacht je? Wat dacht de ander?
- Wat deed je? Wat deed de ander?

Hoe rond je de opdracht af? Voer je een gesprek met je begeleider en/of maak je een verslagje?

Opmerkingen van de deelnemer:

_____
_____
_____
_____
_____
_____

Opmerkingen van de begeleider:

_____
_____
_____
_____
_____
_____

4 Hoe nu verder?

Gebruik de competentiematrix bij deze opdracht om vast te stellen hoever je bent.
- Wil of moet je deze opdracht nog een keer doen?
- Aan welke onderdelen moet je nog werken?

_____
_____
_____
_____
_____

Praktijkopdrachten voor kwalificatieniveau 4

Competentiematrix

Opdracht 3: Eten en drinken
Kerntaak 1: Bieden van verpleegkundige zorg en ondersteuning op basis van het verpleegplan.
Kerntaak 2: Begeleiden van zorgvragers op basis van het verpleegplan.
Resultaat: De ondersteuning bij eten en drinken is op professionele wijze uitgevoerd.
De zorgvrager voert zoveel mogelijk handelingen zelf uit, zodat hij de regie kan houden over zijn eigen leven.
De begeleiding is op professionele wijze uitgevoerd en staat in het teken van de zelfredzaamheid van de zorgvrager.

Compe-tentie	Omschrijving	Criteria	Aan gewerkt	Behaald
C	Begeleiden	Je adviseert de zorgvrager met overtuiging.		
		Je motiveert de zorgvrager tot het opvolgen van adviezen.		
D	Aandacht en begrip tonen	Je verplaatst je in de standpunten van de zorgvrager en naasten/mantelzorgers.		
F	Ethisch en integer handelen	Je handelt ethisch volgens de beroepscode.		
		Je bent eerlijk en betrouwbaar en respecteert vertrouwelijke informatie.		
		Je respecteert verschillen tussen zorgvragers in normen en waarden, seksuele voorkeur, culturele achtergrond en levensbeschouwing.		
K	Vakdeskundigheid toepassen	Je herkent veel voorkomende stoornissen, beperkingen, functioneringsproblemen en gezondheidsrisico's bij verschillende zorgcategorieën.		
		Je gebruikt deze gegevens om de basiszorg af te stemmen.		
R	Op de behoeften en verwachtingen van de zorgvrager richten	Je achterhaalt de zorgbehoeften, wensen en interesses van de zorgvrager en mantelzorger/naasten.		
		Je bespreekt wensen en mogelijkheden met betrokkenen.		
		Je geeft persoonlijke gerichte zorg.		
		Je vraagt regelmatig na of de geboden zorg aansluit bij de verwachtingen en wensen van de zorgvrager.		

Werkveld	Ziekenhuiszorg	Verpleeg- en verzorgingshuis	Thuiszorg	Geestelijke gezondheidszorg	Gehandicaptenzorg
Opdracht behaald	Ja / nee / nvt	Ja / nee / nvt	Ja / nee / nvt	Ja / nee / nvt	Ja / nee / nvt
Datum en paraaf begeleider					

Praktijkopdrachten voor kwalificatieniveau 4

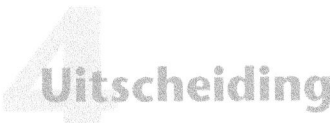 4 Uitscheiding

Inleiding

Veel zorgvragers hebben hulp nodig bij de toiletgang. Het gevolg hiervan kan zijn dat zorgvragers een gevoel krijgen van afhankelijkheid, angst of schaamte. Vooral bij incontinentie zijn gevoelens van schaamte en onzekerheid vaak groot. Het vereist tact en inzicht om op een passende manier met deze gevoelens om te gaan. Ook jij als zorgverlener kunt overigens schaamtegevoelens ervaren als je een zorgvrager helpt bij de toiletgang.
Door deze opdracht leer je een zorgvrager te ondersteunen bij de uitscheiding. Dus ook bij het opgeven van sputum en braaksel. Je leert verder de verschillende hulpmiddelen te selecteren en toe te passen.

Opdracht

- Begeleid en ondersteun verschillende zorgvragers bij de uitscheiding, dat wil zeggen bij mictie en defecatie.
  - Selecteer het benodigde hulpmiddel en pas deze toe.
  - Vertel bij elke handeling wat je gaat doen. Stem je werkwijze af op de behoefte van de zorgvrager.
- Help een zorgvrager bij het opgeven van sputum.
- Bied hulp aan een zorgvrager bij het braken.
- Rapporteer veranderingen/bijzonderheden in het verpleegplan en aan collega's/leidinggevende.

 1 Wat ga je doen?

Bereid de opdracht voor.
- Is de opdracht duidelijk?
- Welke kennis heb je nodig?
- Welke richtlijnen en protocollen ga je gebruiken?
- Wat zijn je persoonlijke leerdoelen?

_____
_____
_____
_____
_____

 2 Voer de opdracht uit.

Houd tijdens de uitvoering rekening met:
- het stimuleren van de zelfredzaamheid van de zorgvrager;
- de privacy en veiligheid van de zorgvrager;
- de observaties van de gezondheidstoestand;
- de emoties en gevoelens van de zorgvrager.

 3 Hoe ging het?

Kijk terug naar hoe je de opdracht hebt gedaan. Reflectievragen die je kunt stellen gaan over *jezelf* en *de ander* (de zorgvrager, naasten/mantelzorger, je collega, enzovoort).
- Wat wilde je bereiken? Wat wilde de ander bereiken?
- Wat voelde je? Wat voelde de ander?
- Wat dacht je? Wat dacht de ander?
- Wat deed je? Wat deed de ander?

Praktijkopdrachten voor kwalificatieniveau 4

Hoe rond je de opdracht af? Voer je een gesprek met je begeleider en/of maak je een verslagje?

Opmerkingen van de deelnemer:

___
___
___
___
___

Opmerkingen van de begeleider:

___
___
___
___
___

4 Hoe nu verder?

Gebruik de competentiematrix bij deze opdracht om vast te stellen hoever je bent.
- Wil of moet je deze opdracht nog een keer doen?
- Aan welke onderdelen moet je nog werken?

___
___
___
___
___

Praktijkopdrachten voor kwalificatieniveau 4

Competentiematrix

Opdracht 4: Uitscheiding
Kerntaak 1: Bieden van verpleegkundige zorg en ondersteuning op basis van het verpleegplan
Resultaat: De ondersteuning bij de uitscheiding is op professionele wijze uitgevoerd.

Compe-tentie	Omschrijving	Criteria	Aan gewerkt	Behaald
F	Ethisch en integer handelen	Je handelt ethisch volgens de beroepscode.		
		Je bent eerlijk en betrouwbaar en respecteert vertrouwelijke informatie.		
		Je respecteert verschillen tussen zorgvragers in normen en waarden, seksuele voorkeur, culturele achtergrond en levensbeschouwing.		
J	Formuleren en rapporteren	Je registreert nauwkeurig en volledig je handelingen.		
		Je onderscheidt hoofd- en bijzaken.		
K	Vakdeskundigheid toepassen	Je herkent veel voorkomende stoornissen, beperkingen, functioneringsproblemen en gezondheidsrisico's bij verschillende zorgcategorieën.		
		Je gebruikt deze gegevens om de basizorg af te stemmen.		
N	Onderzoeken	Je let op nieuwe informatie over de gezondheidstoestand.		
		Je gebruikt nieuw verkregen gegevens voor het verpleegplan.		
R	Op de behoeften en verwachtingen van de zorgvrager richten	Je achterhaalt de zorgbehoeften, wensen en interesses van de zorgvrager en mantelzorger/naasten.		
		Je bespreekt wensen en mogelijkheden met betrokkenen.		
		Je geeft persoonlijke gerichte zorg.		
		Je vraagt regelmatig na of de geboden zorg aansluit bij de verwachtingen en wensen van de zorgvrager.		

Werkveld	Ziekenhuis-zorg	Verpleeg- en verzorgingshuis	Thuiszorg	Geestelijke gezondheidszorg	Gehandicapten-zorg
Opdracht behaald	Ja / nee / nvt	Ja / nee / nvt	Ja / nee / nvt	Ja / nee / nvt	Ja / nee / nvt
Datum en paraaf begeleider					

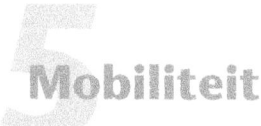

5 Mobiliteit

Inleiding

Beweging en mobiliteit geven een mens vrijheid. Beperkingen in de mobiliteit worden ervaren als ernstig en lastig. Er zijn gelukkig hulpmiddelen om de zelfstandigheid van een zorgvrager te bevorderen en om je eigen rug te ontlasten. Deze hulpmiddelen moeten wel op de juiste manier gebruikt worden. Ergonomisch verantwoord werken is dan ook belangrijk.
Vraag jezelf steeds af wat iemand zelf nog kan en wat niet. Goed tillen en verplaatsen betekent dat je telkens een verantwoorde keus moet maken tussen wel of geen gebruik maken van hulpmiddelen of wel of niet actief stimuleren van de zorgvrager.
Bij het tillen pas jij je aan het tempo van de zorgvrager aan. Veilig tillen betekent dat je zo beweegt dat je je lichaam niet te veel belast en dat de zorgvrager geen gevaar loopt om te vallen of zich te verwonden. Vaak til of verplaats je een zorgvrager samen met een collega. Elkaar feedback en een complimentje geven over de tiltechniek bevordert de samenwerking.

Opdracht

- Zoek in de voorschriften van je organisatie welke richtlijnen er zijn over ergonomie en veiligheid.
- Bereid je voor op het soepel gebruik van de verschillende verplaatsingshulpmiddelen.
- Help verschillende zorgvragers handig en veilig bij het tillen en verplaatsen met de juiste techniek.
- Til een zorgvrager van bed naar stoel en weer terug.
- Verplaats een zorgvrager in bed.
- Help een zorgvrager bij het vinden van een prettige zit- en/of lighouding.
- Ondersteun een zorgvrager bij het lopen, passief of actief.
- Kies en gebruik de juiste hulpmiddelen.
- Geef en ontvang feedback op de vaardigheid en het respectvol omgaan met de zorgvrager. Let er hierbij op of jij je kunt aanpassen aan het tempo van de zorgvrager.
- Gebruik de feedback van je collega om je lichaams- en beroepshouding zo nodig aan te passen. Laat zien dat je de juiste til- en verplaatsingstechnieken gebruikt en ergonomisch verantwoord werkt.
- Rapporteer veranderingen/bijzonderheden in het verpleegplan.

 1 Wat ga je doen?

Bereid de opdracht voor.
- Is de opdracht duidelijk?
- Welke kennis heb je nodig?
- Welke richtlijnen en protocollen ga je gebruiken?
- Wat zijn je persoonlijke leerdoelen?

_____
_____
_____
_____
_____

 2 Voer de opdracht uit.

Houd tijdens de uitvoering rekening met:
- het stimuleren van de zelfredzaamheid van de zorgvrager;
- de privacy en veiligheid van de zorgvrager;
- de observaties van de gezondheidstoestand;
- de emoties en gevoelens van de zorgvrager.

Praktijkopdrachten voor kwalificatieniveau 4

 3 Hoe ging het?

Kijk terug naar hoe je de opdracht hebt gedaan. Reflectievragen die je kunt stellen gaan over *jezelf* en *de ander* (de zorgvrager, naasten/mantelzorger, je collega, enzovoort).
- Wat wilde je bereiken? Wat wilde de ander bereiken?
- Wat voelde je? Wat voelde de ander?
- Wat dacht je? Wat dacht de ander?
- Wat deed je? Wat deed de ander?

Hoe rond je de opdracht af? Voer je een gesprek met je begeleider en/of maak je een verslagje?

Opmerkingen van de deelnemer:

_____
_____
_____
_____
_____
_____

Opmerkingen van de begeleider:

_____
_____
_____
_____
_____
_____

4 Hoe nu verder?

Gebruik de competentiematrix bij deze opdracht om vast te stellen hoever je bent.
- Wil of moet je deze opdracht nog een keer doen?
- Aan welke onderdelen moet je nog werken?

_____
_____
_____
_____

Competentiematrix

Opdracht 5: Mobiliteit
Kerntaak 1: Bieden van verpleegkundige zorg en ondersteuning op basis van het verpleegplan
Resultaat: De ondersteuning bij de mobiliteit is op professionele wijze uitgevoerd.

Compe-tentie	Omschrijving	Criteria	Aan gewerkt	Behaald
F	Ethisch en integer handelen	Je handelt ethisch volgens de beroepscode.		
		Je bent eerlijk en betrouwbaar en respecteert vertrouwelijke informatie.		
		Je respecteert verschillen tussen zorgvragers met betrekking tot normen en waarden, seksuele voorkeur, culturele achtergrond en levensbeschouwing.		
J	Formuleren en rapporteren	Je registreert nauwkeurig en volledig je handelingen.		
		Je onderscheidt hoofd- en bijzaken.		
K	Vakdeskundigheid toepassen	Je herkent veel voorkomende stoornissen, beperkingen, functioneringsproblemen en gezondheidsrisico's bij verschillende zorgcategorieën.		
		Je gebruikt deze gegevens om de basiszorg af te stemmen.		
N	Onderzoeken	Je let op nieuwe informatie over de gezondheidstoestand.		
		Je gebruikt nieuw verkregen gegevens voor het verpleegplan.		
R	Op de behoeften en verwachtingen van de zorgvrager richten	Je achterhaalt de zorgbehoeften, wensen en interesses van de zorgvrager en mantelzorger/naasten.		
		Je bespreekt wensen en mogelijkheden met betrokkenen.		
		Je geeft persoonlijke gerichte zorg.		
		Je vraagt regelmatig na of de geboden zorg aansluit bij de verwachtingen en wensen van de zorgvrager.		

Werkveld	Ziekenhuis-zorg	Verpleeg- en verzorgingshuis	Thuiszorg	Geestelijke gezondheidszorg	Gehandicapten-zorg
Opdracht behaald	Ja / nee / nvt	Ja / nee / nvt	Ja / nee / nvt	Ja / nee / nvt	Ja / nee / nvt
Datum en paraaf begeleider					

Praktijkopdrachten voor kwalificatieniveau 4

6 Slapen en rusten

Inleiding

Een gezond slaap- en waakritme is bevorderlijk voor het welzijn van de mens. Ieder mens heeft zijn eigen slaappatroon. Sommige mensen slapen veel, anderen weinig, sommige mensen slapen makkelijk in en anderen liggen juist langdurig wakker. Het kan gebeuren dat door lichamelijke en/of psychische veranderingen het slaap- en waakritme verstoord raakt, waardoor men overdag slaapt en 's nachts wakker is. Voor jou is het belangrijk te weten wat je voor een zorgvrager in zo'n situatie kunt betekenen.

Opdracht

- Bespreek met je werkbegeleider welke zorgvrager jij voor deze opdracht kunt begeleiden.
- Ga met de zorgvrager in gesprek over zijn/haar slaapproblemen en stel activiteiten voor ter bevordering van een evenwichtig slaap- en waakritme die passen bij de wensen en mogelijkheden van deze zorgvrager.
- Schakel zonodig andere hulpverleners in.
- Ga na wat de zorgvrager met de voorgestelde activiteiten doet, observeer de reacties van de zorgvrager en rapporteer je bevindingen in het verpleegplan.
- Evalueer met de zorgvrager of de activiteiten het gewenste effect hebben opgeleverd.

 1 Wat ga je doen?

Bereid de opdracht voor.
- Is de opdracht duidelijk?
- Welke kennis heb je nodig?
- Welke richtlijnen en protocollen ga je gebruiken?
- Wat zijn je persoonlijke leerdoelen?

_____
_____
_____
_____
_____

 2 Voer de opdracht uit.

Houd tijdens de uitvoering rekening met:
- het stimuleren van de zelfredzaamheid van de zorgvrager;
- de privacy en veiligheid van de zorgvrager;
- de observaties van de gezondheidstoestand;
- de emoties en gevoelens van de zorgvrager.

3 Hoe ging het?

Kijk terug naar hoe je de opdracht hebt gedaan. Reflectievragen die je kunt stellen gaan over *jezelf* en *de ander* (de zorgvrager, naasten/mantelzorger, je collega, enzovoort).
- Wat wilde je bereiken? Wat wilde de ander bereiken?
- Wat voelde je? Wat voelde de ander?
- Wat dacht je? Wat dacht de ander?
- Wat deed je? Wat deed de ander?

Hoe rond je de opdracht af? Voer je een gesprek met je begeleider en/of maak je een verslagje?

Opmerkingen van de deelnemer:
___
___
___
___
___

Opmerkingen van de begeleider:
___
___
___
___
___

4 Hoe nu verder?

Gebruik de competentiematrix bij deze opdracht om vast te stellen hoever je bent.
– Wil of moet je deze opdracht nog een keer doen?
– Aan welke onderdelen moet je nog werken?
___
___
___
___
___

Praktijkopdrachten voor kwalificatieniveau 4

Competentiematrix

Opdracht 6: Slapen en rusten.
Kerntaak 1: Bieden van verpleegkundige zorg en ondersteuning op basis van het verpleegplan.
Resultaat: De ondersteuning bij het slaap- en waakritme is op professionele wijze uitgevoerd.

Compe-tentie	Omschrijving	Criteria	Aan gewerkt	Behaald
F	Ethisch en integer handelen	Je handelt ethisch volgens de beroepscode.		
		Je bent eerlijk en betrouwbaar en respecteert vertrouwelijke informatie.		
		Je respecteert verschillen tussen zorgvragers in normen en waarden, seksuele voorkeur, culturele achtergrond en levensbeschouwing.		
J	Formuleren en rapporteren	Je registreert nauwkeurig en volledig je handelingen.		
		Je onderscheidt hoofd- en bijzaken.		
K	Vakdeskundigheid toepassen	Je herkent veel voorkomende stoornissen, beperkingen, functioneringsproblemen en gezondheidsrisico's bij verschillende zorgcategorieën.		
		Je gebruikt deze gegevens om de basiszorg af te stemmen.		
N	Onderzoeken	Je let op nieuwe informatie over de gezondheidstoestand.		
		Je gebruikt nieuw verkregen gegevens voor het verpleegplan.		
R	Op de behoeften en verwachtingen van de zorgvrager richten	Je achterhaalt de zorgbehoeften, wensen en interesses van de zorgvrager en mantelzorger/naasten.		
		Je bespreekt wensen en mogelijkheden met betrokkenen.		
		Je geeft persoonlijke gerichte zorg.		
		Je vraagt regelmatig na of de geboden zorg aansluit bij de verwachtingen en wensen van de zorgvrager.		

Werkveld	Ziekenhuis-zorg	Verpleeg- en verzorgingshuis	Thuiszorg	Geestelijke gezondheidszorg	Gehandicapten-zorg
Opdracht behaald	Ja / nee / nvt	Ja / nee / nvt	Ja / nee / nvt	Ja / nee / nvt	Ja / nee / nvt
Datum en paraaf begeleider					

Praktijkopdrachten voor kwalificatieniveau 4

7 Bedden opmaken

Inleiding

In je dagelijkse werk als verpleegkundige krijg je te maken met verschillende soorten bedden en hulpmiddelen, die de zorgvragers nodig hebben voor hun rust. In zorginstellingen vind je vaak hetzelfde type bed. Zorgvragers thuis hebben natuurlijk een eigen bed. Kinderbedden (ledikantjes en wiegen) hebben weer hun eigen specifieke veiligheidseisen.
Een bed op maat, dat geheel voldoet aan de wensen van de zorgvrager, is voor het welbevinden van groot belang. Ook zijn er allerlei hulpmiddelen om het de zorgvrager zo aangenaam mogelijk te maken. Zo zijn er bijvoorbeeld speciale matrassen om de kans op doorliggen te voorkomen. Met deze opdracht leer je met deze bedden/matrassen om te gaan.

Opdracht

- Ga in het verpleegplan na welke taken bij het opmaken van het bed jij *geheel* of *gedeeltelijk* over gaat nemen.
- Maak bij verschillende zorgvragers het bed op. Zorg ervoor dat je minimaal drie keer een bed met een hulpmiddel, kinderbed, ledikant of wieg opmaakt waarvan één met volledig schoon beddengoed.
- Maak het bed op van een zorgvrager die in bed ligt.
- Maak gebruik van de richtlijnen/protocollen van je organisatie.
- Werk schoon, handig en veilig.

 1 Wat ga je doen?

Bereid de opdracht voor.
- Is de opdracht duidelijk?
- Welke kennis heb je nodig?
- Welke richtlijnen en protocollen ga je gebruiken?
- Wat zijn je persoonlijke leerdoelen?

_____
_____
_____
_____
_____

 2 Voer de opdracht uit.

Houd tijdens de uitvoering rekening met:
- het stimuleren van de zelfredzaamheid van de zorgvrager;
- de privacy en veiligheid van de zorgvrager;
- de observaties van de gezondheidstoestand;
- de emoties en gevoelens van de zorgvrager.

3 Hoe ging het?

Kijk terug naar hoe je de opdracht hebt gedaan. Reflectievragen die je kunt stellen gaan over *jezelf* en *de ander* (de zorgvrager, naasten/mantelzorger, je collega, enzovoort).
- Wat wilde je bereiken? Wat wilde de ander bereiken?
- Wat voelde je? Wat voelde de ander?
- Wat dacht je? Wat dacht de ander?
- Wat deed je? Wat deed de ander?

Praktijkopdrachten voor kwalificatieniveau 4

Hoe rond je de opdracht af? Voer je een gesprek met je begeleider en/of maak je een verslagje?

Opmerkingen van de deelnemer:
_____
_____
_____
_____
_____

Opmerkingen van de begeleider:
_____
_____
_____
_____
_____

4 Hoe nu verder?

Gebruik de competentiematrix bij deze opdracht om vast te stellen hoever je bent.
- Wil of moet je deze opdracht nog een keer doen?
- Aan welke onderdelen moet je nog werken?

_____
_____
_____
_____
_____

Praktijkopdrachten voor kwalificatieniveau 4

Competentiematrix

Opdracht 7: **Bedden opmaken**
Kerntaak 1: Bieden van verpleegkundige zorg en ondersteuning op basis van het verpleegplan
Resultaat: De ondersteuning bij het bedden opmaken is op professionele wijze uitgevoerd.

Competentie	Omschrijving	Criteria	Aan gewerkt	Behaald
F	Ethisch en integer handelen	Je handelt ethisch volgens de beroepscode.		
		Je bent eerlijk en betrouwbaar en respecteert vertrouwelijke informatie.		
		Je respecteert verschillen tussen zorgvragers in normen en waarden, seksuele voorkeur, culturele achtergrond en levensbeschouwing.		
K	Vakdeskundigheid toepassen	Je herkent veel voorkomende stoornissen, beperkingen, functioneringsproblemen en gezondheidsrisico's bij verschillende zorgcategorieën.		
		Je gebruikt deze gegevens om de basiszorg af te stemmen.		
R	Op de behoeften en verwachtingen van de zorgvrager richten	Je achterhaalt de zorgbehoeften, wensen en interesses van de zorgvrager en mantelzorger/naasten.		
		Je bespreekt wensen en mogelijkheden met betrokkenen.		
		Je geeft persoonlijke gerichte zorg.		
		Je vraagt regelmatig na of de geboden zorg aansluit bij de verwachtingen en wensen van de zorgvrager.		

Werkveld	Ziekenhuiszorg	Verpleeg- en verzorgingshuis	Thuiszorg	Geestelijke gezondheidszorg	Gehandicaptenzorg
Opdracht behaald	Ja / nee / nvt	Ja / nee / nvt	Ja / nee / nvt	Ja / nee / nvt	Ja / nee / nvt
Datum en paraaf begeleider					

Praktijkopdrachten voor kwalificatieniveau 4

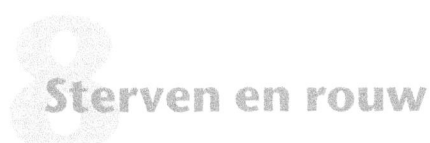
8 Sterven en rouw

Inleiding

Als je werkt in de zorg kom je in contact met mensen die ongeneeslijk ziek zijn en sterven. Hoe jij als verpleegkundige staat tegenover ongeneeslijke ziekten en de dood maakt veel uit voor de begeleiding die je kunt bieden. Het is belangrijk dat je je eigen gevoelens hierover onderzoekt. Persoonlijke ervaringen met ongeneeslijke ziekten en de dood (bijvoorbeeld in je eigen omgeving) bepalen mede je houding en gedrag ten opzichte van een terminale zorgvrager.

Zowel bij de zorgvrager die net te horen heeft gekregen dat hij een levensbedreigende aandoening heeft, als bij de zorgvrager die weet dat de dood nabij is, speelt angst een rol. Als je een goed contact hebt met de zorgvrager kun je waardevolle steun en begeleiding geven.

De naasten van de zorgvrager worden geconfronteerd met de naderende dood van hun geliefde. Vaak zie je ook bij hen angst en verdriet. Voor hen kun je een steun zijn door aandacht en begrip te tonen en hulp te bieden als dit nodig is.

Je begeleidt vanuit het principe *'hoofd, hart en handen'*.
Hoofd wil zeggen: je hebt de juiste achtergrondkennis over:
- de situatie en de mogelijkheden van de zorgvrager;
- de waarden en normen van de organisatie.

Hart wil zeggen: je toont:
- een goede motivatie;
- een actieve luisterhouding;
- interesse en betrokkenheid;
- een onbevooroordeelde instelling;
- flexibiliteit.

Handen wil zeggen: je geeft tijdig de juiste hulp of je weet wat je moet doen.

Opdracht

- Ga voor jezelf na hoe je gevoelens zijn ten opzichte van sterven en de dood. Bedenk hoe je zult reageren als je met een terminale zorgvrager te maken krijgt. Bespreek eventuele vragen of problemen die je tegenkomt met je begeleider.
- Begeleid een zorgvrager met een ongeneeslijke ziekte.
- Geef zorg en begeleiding aan een zorgvrager in de laatste levensfase.
- Geef aandacht en steun aan de mantelzorger/naasten.
- Laat zien dat je rekening houdt met:
  • de behoeften en mogelijkheden van de zorgvrager en diens naasten;
  • persoonlijke en culturele waarden en normen van de zorgvrager, naasten en collega's.
- Geef er in je begeleiding blijk van dat je zorgvuldig en ethisch handelt.
- Roep zonodig de hulp in van collega's en andere hulpverleners; geef je eigen grenzen aan.
- Rapporteer en evalueer de zorg die je verleend hebt met je begeleider.

 1 Wat ga je doen?

Bereid de opdracht voor.
- Is de opdracht duidelijk?
- Welke kennis heb je nodig?
- Welke richtlijnen en protocollen ga je gebruiken?
- Wat zijn je persoonlijke leerdoelen?

_____
_____
_____
_____
_____

2 Voer de opdracht uit.

Houd tijdens de uitvoering rekening met:
- het stimuleren van de zelfredzaamheid van de zorgvrager;
- de privacy en veiligheid van de zorgvrager;
- de observaties van de gezondheidstoestand;
- de emoties en gevoelens van de zorgvrager.

3 Hoe ging het?

Kijk terug naar hoe je de opdracht hebt gedaan. Reflectievragen die je kunt stellen gaan over *jezelf* en *de ander* (de zorgvrager, naasten/mantelzorger, je collega, enzovoort).
- Wat wilde je bereiken? Wat wilde de ander bereiken?
- Wat voelde je? Wat voelde de ander?
- Wat dacht je? Wat dacht de ander?
- Wat deed je? Wat deed de ander?

Hoe rond je de opdracht af? Voer je een gesprek met je begeleider en/of maak je een verslagje?

Opmerkingen van de deelnemer:

_____
_____
_____
_____
_____
_____

Opmerkingen van de begeleider:

_____
_____
_____
_____
_____
_____

4 Hoe nu verder?

Gebruik de competentiematrix bij deze opdracht om vast te stellen hoever je bent.
- Wil of moet je deze opdracht nog een keer doen?
- Aan welke onderdelen moet je nog werken?

_____
_____
_____
_____
_____

Praktijkopdrachten voor kwalificatieniveau 4

Competentiematrix

Opdracht 8: Sterven en rouw
Kerntaak 1: Biedt palliatief-terminale zorg
Kerntaak 2: Begeleidt een zorgvrager op psychosociaal gebied
Resultaat: De palliatieve zorg is volgens professionele standaarden uitgevoerd. De begeleiding tijdens het stervensproces kan worden verantwoord naar alle betrokkenen.

Compe-tentie	Omschrijving	Criteria	Aan gewerkt	Behaald
D	Aandacht en begrip tonen	Je luistert actief naar de zorgvrager.		
		Je let goed op het welzijn van de zorgvrager en mantelzorger/naasten.		
		Je ondersteunt de zorgvrager en mantelzorger/naasten en stimuleert hen om problemen en gevoelens te uiten.		
E	Samenwerken en overleggen	Je schakelt zonodig tijdig andere hulpverleners in bij veranderingen in de gezondheidssituatie of in het gedrag van de zorgvrager.		
		Je overlegt tijdig en regelmatig met andere betrokkenen/hulpverleners.		
		Je informeert tijdig en uit jezelf collega's en leidinggevende.		
F	Ethisch en integer handelen	Je handelt ethisch volgens de beroepscode.		
		Je bent eerlijk en betrouwbaar en respecteert vertrouwelijke informatie.		
		Je communiceert open en duidelijk.		
		Je gaat zorgvuldig om met gevoelige zaken.		
		Je respecteert verschillen tussen zorgvragers in normen en waarden, seksuele voorkeur, culturele achtergrond en levensbeschouwing.		
U	Omgaan met verandering en aanpassen	Je staat open voor de gewoonten rondom sterven en rouw uit verschillende culturen.		
V	Met druk en tegenslag omgaan	Je hanteert je gevoelens goed.		
		Je kent je eigen grenzen en geeft deze aan.		

Werkveld	Ziekenhuiszorg	Verpleeg- en verzorgingshuis	Thuiszorg	Geestelijke gezondheidszorg	Gehandicaptenzorg
Opdracht behaald	Ja / nee / nvt	Ja / nee / nvt	Ja / nee / nvt	Ja / nee / nvt	Ja / nee / nvt
Datum en paraaf begeleider					

Praktijkopdrachten voor kwalificatieniveau 4

9 De gezondheidstoestand monitoren

Inleiding

Als verpleegkundige signaleer je vaak als eerste veranderingen in de gezondheidstoestand van een zorgvrager. Het tijdig signaleren van deze veranderingen kan van levensbelang zijn. Je kunt bijvoorbeeld te maken krijgen met een plotselinge verslechtering van de conditie van de zorgvrager, waardoor je snel moet handelen. Maar de situatie kan ook verbeteren, bijvoorbeeld doordat medicijnen aanslaan.
Het observeren van de zorgvrager is daarom een verantwoordelijke taak, die je in opdracht van andere deskundigen, meestal de arts, uitvoert.
Je observeert ook veranderingen in het psychosociale welzijn van de zorgvrager: hoe reageert de zorgvrager (en zijn naasten) op zijn ziekte, op eventueel onderzoek, op een operatie of een andere behandeling?
Het is belangrijk dat je de nieuw verkregen informatie goed interpreteert en rapporteert, zowel naar je collega's als naar andere hulpverleners. Ook een zorgvrager heeft het recht de gemeten waarden te weten.

Opdracht

- Houd gedurende een aantal dagen toezicht op de gezondheidstoestand van één of meer zorgvragers.
- Meet bij deze zorgvragers de hartslag, de ademhaling, de temperatuur en de bloeddruk.
- Vertel de zorgvragers de waarden van je observaties en leg het uit als deze afwijken van de normale waarden. Pas je informatie aan op de wensen en mogelijkheden van de zorgvrager.
- Tref bij afwijkende waarden de juiste maatregelen; raadpleeg zonodig andere hulpverleners.
- Besteed aandacht aan de reactie van de zorgvrager op de verandering in zijn gezondheidstoestand; bied hem hulp of steun.
- Raadpleeg de rapportages van collega's.
- Rapporteer duidelijk en kernachtig naar je collega's en andere zorgverleners en meld de nieuwe informatie in het verpleegplan.
- Laat blijken dat je je eigen grenzen in je handelen kent.

 1 Wat ga je doen?

Bereid de opdracht voor.
- Is de opdracht duidelijk?
- Welke kennis heb je nodig?
- Welke richtlijnen en protocollen ga je gebruiken?
- Wat zijn je persoonlijke leerdoelen?

_____
_____
_____
_____
_____

 2 Voer de opdracht uit.

Houd tijdens de uitvoering rekening met:
- het stimuleren van de zelfredzaamheid van de zorgvrager;
- de privacy en veiligheid van de zorgvrager;
- de observaties van de gezondheidstoestand;
- de emoties en gevoelens van de zorgvrager.

Praktijkopdrachten voor kwalificatieniveau 4

 3 Hoe ging het?

Kijk terug naar hoe je de opdracht hebt gedaan. Reflectievragen die je kunt stellen gaan over *jezelf* en *de ander* (de zorgvrager, naasten/mantelzorger, je collega, enzovoort).
- Wat wilde je bereiken? Wat wilde de ander bereiken?
- Wat voelde je? Wat voelde de ander?
- Wat dacht je? Wat dacht de ander?
- Wat deed je? Wat deed de ander?

Hoe rond je de opdracht af? Voer je een gesprek met je begeleider en/of maak je een verslagje?

Opmerkingen van de deelnemer:

___

Opmerkingen van de begeleider:

___

4 Hoe nu verder?

Gebruik de competentiematrix bij deze opdracht om vast te stellen hoever je bent.
- Wil of moet je deze opdracht nog een keer doen?
- Aan welke onderdelen moet je nog werken?

___

Praktijkopdrachten voor kwalificatieniveau 4

Competentiematrix

Opdracht 9: De gezondheidstoestand monitoren
Kerntaak 1: Bieden van verpleegkundige zorg en ondersteuning op basis van het verpleegplan
Resultaat: De mbo-verpleegkundige heeft toezicht gehouden op de gezondheidstoestand van de zorgvrager en heeft de monitoring op een professionele wijze en volgens kwaliteitseisen uitgevoerd.

Compe-tentie	Omschrijving	Criteria	Aan gewerkt	Behaald
J	Formuleren en rapporteren	Je brengt je bevindingen helder en bondig naar voren, naar collega's en andere hulpverleners.		
		Je formuleert correct.		
		Je registreert nauwkeurig en volledig je handelingen.		
		Je interpreteert de gegevens op de juiste wijze.		
		Je onderscheidt hoofd- en bijzaken.		
N	Onderzoeken	Je let op nieuwe informatie over de gezondheidstoestand.		
		Je gebruikt de nieuw verkregen gegevens voor het verpleeg-plan.		
		Je raadpleegt de rapportages van collega's.		
		Je verzamelt de gegevens uit diverse bronnen.		

Werkveld	Ziekenhuis-zorg	Verpleeg- en verzorgingshuis	Thuiszorg	Geestelijke gezondheidszorg	Gehandicapten-zorg
Opdracht behaald	Ja / nee / nvt	Ja / nee / nvt	Ja / nee / nvt	Ja / nee / nvt	Ja / nee / nvt
Datum en paraaf begeleider					

Praktijkopdrachten voor kwalificatieniveau 4

10 Voorlichting, advies en instructie: individueel

Inleiding

Het geven van voorlichting, advies en instructie aan een individuele zorgvrager hoort bij je werk als verpleegkundige. Onderwerpen van voorlichting kunnen zijn: hygiëne, veiligheid of gezond gedrag. Tijdens de zorg en de behandeling geef je regelmatig persoonlijke adviezen over de gezondheid en het welzijn van de zorgvrager.
Instructie geef je als de zorgvrager, naaste of mantelzorger een nieuwe handeling moet gaan leren. Dat kan gaan over het injecteren van insuline, over wondverzorging, maar ook over het gebruik van een dagcassette voor het verdelen van de medicijnen. Steeds moet je de informatie die je geeft afstemmen op de mogelijkheden en het begrip van de zorgvrager. Alleen als de zorgvrager openstaat voor goede raad en advies en jij duidelijk communiceert, kun je je doel bereiken.

Opdracht

Voer deze opdracht uit bij verschillende zorgvragers.

Voorlichting:
- Geef gerichte voorlichting aan een zorgvrager.
- Kies en gebruik voorlichtingsmaterialen die passen bij de zorgvrager en/of zijn naasten/mantelzorgers.
- Vraag na of de voorlichting goed is overgekomen.
- Rapporteer je bevindingen.

Advies:
- Geef persoonlijke adviezen aan de zorgvrager over gezondheid en welzijn.
- Stem je communicatie af op de zorgvrager.
- Gebruik je overtuigingskracht om de zorgvrager te motiveren de adviezen op te volgen.

Instructie:
- Instrueer een zorgvrager duidelijk bij het gebruik van een hulpmiddel of werkwijze of het opvolgen van een behandeling.
- Controleer of de zorgvrager de instructie heeft begrepen.

 1 Wat ga je doen?

Bereid de opdracht voor.
- Is de opdracht duidelijk?
- Welke kennis heb je nodig?
- Welke richtlijnen en protocollen ga je gebruiken?
- Wat zijn je persoonlijke leerdoelen?

_____
_____
_____
_____
_____

 2 Voer de opdracht uit.

Houd tijdens de uitvoering rekening met:
- het stimuleren van de zelfredzaamheid van de zorgvrager;
- de privacy en veiligheid van de zorgvrager;
- de observaties van de gezondheidstoestand;
- de emoties en gevoelens van de zorgvrager.

3 Hoe ging het?

Kijk terug naar hoe je de opdracht hebt gedaan. Reflectievragen die je kunt stellen gaan over *jezelf* en *de ander* (de zorgvrager, naasten/mantelzorger, je collega, enzovoort).
- Wat wilde je bereiken? Wat wilde de ander bereiken?
- Wat voelde je? Wat voelde de ander?
- Wat dacht je? Wat dacht de ander?
- Wat deed je? Wat deed de ander?

Hoe rond je de opdracht af? Voer je een gesprek met je begeleider en/of maak je een verslagje?

Opmerkingen van de deelnemer:

_____
_____
_____
_____
_____

Opmerkingen van de begeleider:

_____
_____
_____
_____
_____

4 Hoe nu verder?

Gebruik de competentiematrix bij deze opdracht om vast te stellen hoever je bent.
- Wil of moet je deze opdracht nog een keer doen?
- Aan welke onderdelen moet je nog werken?

_____
_____
_____
_____

Praktijkopdrachten voor kwalificatieniveau 4

Competentiematrix

Opdracht 10: Voorlichting, advies en instructie: individueel
Kerntaak 1: Bieden van verpleegkundige zorg en ondersteuning op basis van het verpleegplan
Kerntaak 2: Begeleiden van zorgvrager(s) op basis van verpleegplan
Resultaat: De zorgvrager is op de hoogte van zijn aandoening/ziekte, de behandeling/therapie en het gewenste gedrag en heeft de vaardigheden om de adviezen van de mbo-verpleegkundige op te volgen. Voorlichting, advies en instructie zijn op een professionele manier gegeven aan de zorgvrager.

Competentie	Omschrijving	Criteria	Aan gewerkt	Behaald
C	Begeleiden	Je adviseert de zorgvrager met overtuiging.		
		Je motiveert de zorgvrager tot het opvolgen van adviezen.		
		Je adviseert de zorgvrager hoe hij iets het beste kan pakken.		
		Je motiveert en stimuleert de zorgvrager om zoveel mogelijk zelf handelingen uit te voeren.		
		Je motiveert de zorgvrager om zijn problemen goed te verwoorden.		
		Je adviseert de zorgvrager over praktische zaken en een zinvolle dagbesteding.		
D	Aandacht en begrip tonen	Je verplaatst je in de standpunten van de zorgvrager en naasten/mantelzorgers.		
I	Presenteren	Je legt de informatie duidelijk uit.		
		Je stemt je communicatie af op de ontvanger, zet de juiste middelen in.		
		Je vraagt na of de informatie aansluit.		
L	Materialen en middelen inzetten	Je kiest en gebruikt voorlichtingsmaterialen die passen bij de zorgvrager, mantelzorger/naasten.		
		Je gebruikt de voorlichtingsmaterialen effectief, vindingrijk, efficiënt en zorgvuldig.		

Werkveld	Ziekenhuiszorg	Verpleeg- en verzorgingshuis	Thuiszorg	Geestelijke gezondheidszorg	Gehandicaptenzorg
Opdracht behaald	Ja / nee / nvt	Ja / nee / nvt	Ja / nee / nvt	Ja / nee / nvt	Ja / nee / nvt
Datum en paraaf begeleider					

Praktijkopdrachten voor kwalificatieniveau 4

11 Voorlichting, advies en instructie: groepen

Inleiding

Voorlichting en advisering door verpleegkundigen aan groepen is, als het goed georganiseerd wordt, zeer effectief. De onderlinge uitwisseling van deelnemers draagt daaraan bij.
Voorbeelden uit het algemeen ziekenhuis zijn: voorlichting over de ziekenhuisbevalling met een bezoek aan de verloskamer door de aanstaande ouders, een groepsgewijze opname en behandeling, inclusief alle voorlichting daaromheen voor patiënten die een nieuwe heup krijgen. De thuiszorg organiseert veel groepsvoorlichting, bijvoorbeeld voor ouders met opvoedingsvragen, mensen met slaapproblemen of ernstige hoofdpijn. In de gehandicaptenzorg is voorlichting over het persoonsgebonden budget een belangrijke taak van de verpleegkundige. Een instelling voor geestelijke gezondheidszorg geeft voorlichting over het omgaan met depressiviteit of faalangst zowel voor de cliënten zelf als voor de naasten/mantelzorgers. Zo kent elk werkveld zijn specifieke thema's.

Opdracht

Voer deze opdracht uit bij verschillende zorgvragers.

Voorlichting:
- Geef gerichte voorlichting aan een groep zorgvragers over één of meer van de volgende thema's: stoornissen, beperkingen, behandeling, onderzoek, ingreep, therapie of participatieproblemen en de gevolgen hiervan voor de zorgvrager en omgeving.
- Kies en gebruik voorlichtingsmaterialen die passen bij de groep zorgvragers en/of zijn naasten/ mantelzorgers.
- Vraag na of de voorlichting goed is overgekomen.

Advies:
- Geef adviezen aan een groep zorgvragers over één of meer van de volgende thema's: stoornissen, beperkingen, behandeling, onderzoek, ingreep, therapie of participatieproblemen en de gevolgen hiervan voor de zorgvrager en omgeving.
- Stem je communicatie af op de groep.
- Gebruik je overtuigingskracht om de zorgvragers te motiveren de adviezen op te volgen.

Instructie:
- Instrueer een groep zorgvragers duidelijk bij het gebruik van een hulpmiddel of werkwijze of het opvolgen van een behandeling.
- Controleer of de groep zorgvragers de instructie heeft begrepen.

 1 Wat ga je doen?

Bereid de opdracht voor.
- Is de opdracht duidelijk?
- Welke kennis heb je nodig?
- Welke richtlijnen en protocollen ga je gebruiken?
- Wat zijn je persoonlijke leerdoelen?

_____
_____
_____
_____
_____

Praktijkopdrachten voor kwalificatieniveau 4

 2 Voer de opdracht uit.

Houd tijdens de uitvoering rekening met:
- de privacy en veiligheid van de zorgvragers;
- de emoties en gevoelens van de zorgvragers.

 3 Hoe ging het?

Kijk terug naar hoe je de opdracht hebt gedaan. Reflectievragen die je kunt stellen gaan over *jezelf* en *de ander* (de zorgvrager, naasten/mantelzorger, je collega, enzovoort).
- Wat wilde je bereiken? Wat wilde de ander bereiken?
- Wat voelde je? Wat voelde de ander?
- Wat dacht je? Wat dacht de ander?
- Wat deed je? Wat deed de ander?

Hoe rond je de opdracht af? Voer je een gesprek met je begeleider en/of maak je een verslagje?

Opmerkingen van de deelnemer:

_____
_____
_____
_____
_____

Opmerkingen van de begeleider:

_____
_____
_____
_____
_____

4 Hoe nu verder?

Gebruik de competentiematrix bij deze opdracht om vast te stellen hoever je bent.
- Wil of moet je deze opdracht nog een keer doen?
- Aan welke onderdelen moet je nog werken?

_____
_____
_____
_____

Competentiematrix

Opdracht 11: Voorlichting, advies en instructie: groepen
Kerntaak 1: Bieden van verpleegkundige zorg en ondersteuning op basis van het verpleegplan
Kerntaak 2: Begeleiden van zorgvrager(s) op basis van verpleegplan
Resultaat: De zorgvragers zijn op de hoogte van de aandoening/ziekte, de behandeling/therapie en gezond gedrag en ze zijn gemotiveerd om de adviezen van de mbo-verpleegkundige op te volgen. Voorlichting, advies en instructie zijn op een professionele manier gegeven aan een groep zorgvragers.

Compe-tentie	Omschrijving	Criteria	Aan gewerkt	Behaald
C	Begeleiden	Je adviseert zorgvragers met overtuiging.		
		Je motiveert de zorgvragers tot het opvolgen van adviezen.		
D	Aandacht en begrip tonen	Je verplaatst je in de standpunten van de zorgvrager en naasten/mantelzorgers.		
I	Presenteren	Je legt de informatie duidelijk uit.		
		Je stemt je communicatie af op de ontvangers, zet de juiste middelen in.		
		Je vraagt na of de informatie aansluit.		
L	Materialen en middelen inzetten	Je kiest en gebruikt voorlichtingsmaterialen die passen bij de groep zorgvragers en mantelzorger/naasten.		
		Je gebruikt de voorlichtingsmaterialen effectief, vindingrijk, efficiënt en zorgvuldig.		
		Je kiest geschikte middelen en materialen voor de begeleiding van de groep.		

Werkveld	Ziekenhuis-zorg	Verpleeg- en verzorgingshuis	Thuiszorg	Geestelijke gezondheidszorg	Gehandicapten-zorg
Opdracht behaald	Ja / nee / nvt	Ja / nee / nvt	Ja / nee / nvt	Ja / nee / nvt	Ja / nee / nvt
Datum en paraaf begeleider					

Praktijkopdrachten voor kwalificatieniveau 4

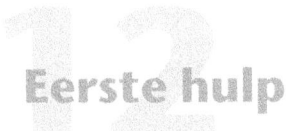

Eerste hulp

Inleiding

Men zegt wel eens: 'Een ongeluk zit in een klein hoekje'. Het is belangrijk dat je onveilige situaties in je werk herkent en maatregelen kunt nemen om ongevallen te voorkomen. Toch zijn niet alle ongevallen te voorkomen. Als je te maken krijgt met een ongeval of een crisissituatie moet je de juiste acties kunnen ondernemen. Daar zul je vaak de hulp van anderen bij inroepen. Je werkt bijvoorbeeld samen met een arts, met ambulanceverpleegkundigen of soms met de politie.
Om goed te kunnen handelen is het belangrijk dat je over de nodige kennis en vaardigheden bij acute situaties beschikt en de juiste richtlijnen toepast. Bovendien wordt van jou verwacht dat je de juiste beslissingen neemt en rustig handelt.

Opdracht

Voer deze opdracht uit in verschillende situaties.
- Ga na welke richtlijnen van de instelling je moet toepassen bij een ongeval.
- Ga na welke materialen en middelen je kunt gebruiken bij ongevallen.
- Bied rustig en snel hulp aan een zorgvrager na een ongeval (val, verwonding, vergiftiging, verslikking, ademstilstand en circulatiestilstand).
- Maak effectief gebruik van de juiste materialen en middelen.
- Roep zonodig hulp van andere hulpverleners in en werk doeltreffend met hen samen.
- Meld volgens de richtlijnen van de instelling het ongeval of de situatie.
- Evalueer je handelwijze met je collega/begeleider.

1 Wat ga je doen?

Bereid de opdracht voor.
- Is de opdracht duidelijk?
- Welke kennis heb je nodig?
- Welke richtlijnen en protocollen ga je gebruiken?
- Wat zijn je persoonlijke leerdoelen?

_____
_____
_____
_____

2 Voer de opdracht uit.

Houd tijdens de uitvoering rekening met:
- de privacy en veiligheid van de zorgvrager;
- de observaties van de gezondheidstoestand;
- de emoties en gevoelens van de zorgvrager.

3 Hoe ging het?

Kijk terug naar hoe je de opdracht hebt gedaan. Reflectievragen die je kunt stellen gaan over *jezelf* en *de ander* (de zorgvrager, naasten/mantelzorger, je collega, enzovoort).
- Wat wilde je bereiken? Wat wilde de ander bereiken?
- Wat voelde je? Wat voelde de ander?
- Wat dacht je? Wat dacht de ander?
- Wat deed je? Wat deed de ander?

Hoe rond je de opdracht af? Voer je een gesprek met je begeleider en/of maak je een verslagje?

Opmerkingen van de deelnemer:

_____
_____
_____
_____
_____

Opmerkingen van de begeleider:

_____
_____
_____
_____
_____

4 Hoe nu verder?

Gebruik de competentiematrix bij deze opdracht om vast te stellen hoever je bent.
- Wil of moet je deze opdracht nog een keer doen?
- Aan welke onderdelen moet je nog werken?

_____
_____
_____
_____
_____

Praktijkopdrachten voor kwalificatieniveau 4

Competentiematrix

Opdracht 12: Eerste hulp
Kerntaak 1: Bieden van verpleegkundige zorg en ondersteuning op basis van het verpleegplan
Resultaat: De crisissituatie of onvoorziene situatie wordt op professionele wijze aangepakt door de verpleegkundige. Tijdens de crisissituatie of onvoorziene situatie blijft de mbo-verpleegkundige oog houden voor de reacties en gevoelens van de zorgvrager en haar eigen gevoelens.

Compe-tentie	Omschrijving	Criteria	Aan gewerkt	Behaald
A	Beslissen en activiteiten initiëren	Je neemt op tijd de nodige beslissingen.		
		Je overweegt de risico's.		
		Je neemt verantwoordelijkheid voor je beslissingen.		
		Je toont vertrouwen in je beslissingen.		
		Je neemt initiatief binnen de wettelijke bevoegdheden.		
T	Instructies en procedures volgen	Je werkt volgens de veiligheidsvoorschriften.		
		Je werkt binnen wettelijke richtlijnen.		
		Je controleert je handelingen.		
V	Met druk en tegenslag omgaan	Je kan onder tijdsdruk goede zorg blijven verlenen.		
		Je blijft in stressvolle situaties gericht op het werk.		
		Je hanteert kritiek bij de evaluatie als aandachtspunt voor de zorgverlening.		

Werkveld	Ziekenhuis-zorg	Verpleeg- en verzorgingshuis	Thuiszorg	Geestelijke gezondheidszorg	Gehandicapten-zorg
Opdracht behaald	Ja / nee / nvt	Ja / nee / nvt	Ja / nee / nvt	Ja / nee / nvt	Ja / nee / nvt
Datum en paraaf begeleider					

Praktijkopdrachten voor kwalificatieniveau 4

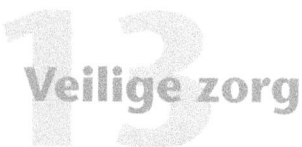

Veilige zorg

Inleiding

Helaas gebeurt het steeds vaker dat je agressie op je werk tegenkomt of dat iemand je lastig valt met ongewenste intimiteiten. Soms word je geconfronteerd met ongewenst gedrag van zorgvragers of hun familieleden. Dat heeft nogal eens te maken met gevoelens van onmacht of verschil in verwachtingen. Ieder mens reageert anders op spanningen. Van jou wordt verwacht dat je adequaat reageert en dat je professioneel handelt om verergering van een moeilijke situatie te voorkomen. Zonodig en zo mogelijk roep je de hulp van anderen in. Je kunt denken aan collega's, beveiliging of zelfs de politie.
Elke werksituatie kent zijn eigen risico's: een psycho-geriatrische zorgvrager die zich onveilig voelt en plotseling slaat, een verstandelijk gehandicapte die met kracht bijt, een ongeduldige zorgvrager die te lang op zijn beurt moet wachten en die de spanning met verbale agressie uit. Je kunt er allemaal mee te maken krijgen Ook familie en/of mantelzorgers kunnen wel eens te ver gaan.
Ongewenste intimiteiten kun je in elk werkveld tegenkomen. Het is zaak dat je duidelijk je grenzen aangeeft en de situatie meldt.

Opdracht

Als je te maken hebt gehad met ongewenste intimiteiten, agressie of ander grensoverschrijdend gedrag van de zorgvrager, zijn naasten/mantelzorger of anderen, voer dan de volgende opdracht uit.
Bespreek met je begeleider de gebeurtenis.
Bespreek de volgende vragen:
- Wat was de situatie waardoor er ongewenst gedrag ontstond?
- Wat was er ongewenst aan het gedrag?
- Heb je aan de betrokkenen het ongewenste van het gedrag duidelijk gemaakt?
- Hoe heb je het ongewenste gedrag ervaren?
- Hoe zou je een volgende keer handelen? Anders? Is het nodig dat je daarvoor meer kennis of vaardigheden beheerst? Zo ja, welke?
- Zijn er omstandigheden in de communicatie of in de voorzieningen die verbeterd kunnen worden, zodat deze situatie een volgende keer voorkomen kan worden?
- Hoe handel jij, samen met je begeleider, de situatie af?
- Meld volgens de richtlijnen van de instelling de gebeurtenis.
- Spreek af wanneer je met je begeleider nogmaals terugkomt op de gebeurtenis, als verwerking of nazorg.

 1 Wat ga je doen?

Bereid de opdracht voor.
- Is de opdracht duidelijk?
- Welke kennis heb je nodig?
- Welke richtlijnen en protocollen ga je gebruiken?
- Wat zijn je persoonlijke leerdoelen?

_____
_____
_____
_____
_____

 2 Voer de opdracht uit.

58

Praktijkopdrachten voor kwalificatieniveau 4

3 Hoe ging het?

Kijk terug naar hoe je de opdracht hebt gedaan. Reflectievragen die je kunt stellen gaan over *jezelf* en *de ander* (de zorgvrager, naasten/mantelzorger, je collega, enzovoort).
- Wat wilde je bereiken? Wat wilde de ander bereiken?
- Wat voelde je? Wat voelde de ander?
- Wat dacht je? Wat dacht de ander?
- Wat deed je? Wat deed de ander?

Hoe rond je de opdracht af? Voer je een gesprek met je begeleider en/of maak je een verslagje?

Opmerkingen van de deelnemer:

___

Opmerkingen van de begeleider:

___

4 Hoe nu verder?

Gebruik de competentiematrix bij deze opdracht om vast te stellen hoever je bent.
- Wil of moet je deze opdracht nog een keer doen?
- Aan welke onderdelen moet je nog werken?

___

Competentiematrix

Opdracht 13: Veilige zorg
Kerntaak 1: Bieden van verpleegkundige zorg en ondersteuning op basis van het verpleegplan
Resultaat: De crisissituatie of onvoorziene situatie wordt op professionele wijze aangepakt door de verpleegkundige. Tijdens de crisissituatie of onvoorziene situatie blijft de verpleegkundige oog houden voor de reacties en gevoelens van de zorgvrager en haar eigen gevoelens.

Compe-tentie	Omschrijving	Criteria	Aan gewerkt	Behaald
A	Beslissen en activiteiten initiëren	Je neemt op tijd de nodige beslissingen.		
		Je overweegt de risico's.		
		Je neemt de verantwoordelijkheid voor je beslissingen.		
		Je toont vertrouwen in je beslissingen.		
		Je neemt initiatief binnen de wettelijke bevoegdheden.		
T	Instrusties en procedures volgen	Je controleert je handelingen.		
		Je werkt binnen wettelijke richtlijnen.		
		Je werkt volgens de veiligheidsvoorschriften.		
		Je werkt veilig met materialen en apparatuur.		
V	Met druk en tegenslag omgaan	Je hanteert je gevoelens goed.		
		Je kent je eigen grenzen en geeft deze aan.		
		Je blijft in stressvolle situaties gericht op het werk.		

Werkveld	Ziekenhuis-zorg	Verpleeg- en verzorgingshuis	Thuiszorg	Geestelijke gezondheidszorg	Gehandicapten-zorg
Opdracht behaald	Ja / nee / nvt	Ja / nee / nvt	Ja / nee / nvt	Ja / nee / nvt	Ja / nee / nvt
Datum en paraaf begeleider					

Praktijkopdrachten voor kwalificatieniveau 4

14 Begeleiden bij emotionele en gedragsproblemen

Inleiding

Ziek zijn en afhankelijk worden van anderen kan zeer ingrijpend zijn voor de zorgvrager en mensen uit zijn naaste omgeving. Een zorgvrager en/of zijn naasten/mantelzorgers doen in dit opzicht vaak een beroep op je. Ze willen dat je interesse toont voor hun problemen en actief luistert naar hun zorgen. Jouw begrip, steun en advies kunnen de zorgvrager en zijn naasten/mantelzorgers helpen bij de verwerking van de ziekte of de beperkingen.
Emotionele problemen en gedragsproblemen kun je tegenkomen in verschillende situaties, bij elke leeftijd en in elk werkveld. Het kan gaan om het accepteren van een ziekte of een beperking en de afhankelijkheid die daaruit voortkomt. Ook kan het gaan om het verwerken van verlies, om rouw en om sterven. In de zorg voor verstandelijk gehandicapten en psychiatrische zorgvragers bestaat de zorg voor het grootste deel uit begeleiding bij emotionele problemen en gedragsproblemen. Je begeleidt ook vaak de therapie of de behandeling van collega zorgverleners.

Je begeleidt vanuit het principe '*hoofd, hart en handen*':
Hoofd wil zeggen: je hebt de juiste achtergrondkennis over:
- de situatie en de mogelijkheden van de zorgvrager;
- passende begeleidingstechnieken;
- de waarden en normen van de organisatie.

Hart wil zeggen: je laat zien dat je beschikt over:
- een goede motivatie;
- een actieve luisterhouding;
- interesse en betrokkenheid;
- een onbevooroordeelde instelling;
- flexibiliteit.

Handen wil zeggen: je geeft tijdig de juiste hulp.

Opdracht

- Begeleid een zorgvrager bij emotionele en gedragsproblemen die hij tegenkomt in zijn situatie.
- Houd daarbij rekening met de mogelijkheden en de beperkingen van de zorgvrager.
- Vraag regelmatig na of je begeleiding nog overeenkomt met de verwachtingen van de zorgvrager en van zijn naasten/mantelzorgers.

 1 Wat ga je doen?

Bereid de opdracht voor.
- Is de opdracht duidelijk?
- Welke kennis heb je nodig?
- Welke richtlijnen en protocollen ga je gebruiken?
- Wat zijn je persoonlijke leerdoelen?

_____
_____
_____
_____

Praktijkopdrachten voor kwalificatieniveau 4

2 Voer de opdracht uit.

Houd tijdens de uitvoering rekening met:
- het stimuleren van de zelfredzaamheid van de zorgvrager;
- de privacy en veiligheid van de zorgvrager;
- de observaties van de gezondheidstoestand;
- de emoties en gevoelens van de zorgvrager.

3 Hoe ging het?

Kijk terug naar hoe je de opdracht hebt gedaan. Reflectievragen die je kunt stellen gaan over *jezelf* en *de ander* (de zorgvrager, naasten/mantelzorger, je collega, enzovoort).
- Wat wilde je bereiken? Wat wilde de ander bereiken?
- Wat voelde je? Wat voelde de ander?
- Wat dacht je? Wat dacht de ander?
- Wat deed je? Wat deed de ander?

Hoe rond je de opdracht af? Voer je een gesprek met je begeleider en/of maak je een verslagje?

Opmerkingen van de deelnemer:

_____
_____
_____
_____
_____

Opmerkingen van de begeleider:

_____
_____
_____
_____
_____

4 Hoe nu verder?

Gebruik de competentiematrix bij deze opdracht om vast te stellen hoever je bent.
- Wil of moet je deze opdracht nog een keer doen?
- Aan welke onderdelen moet je nog werken?

_____
_____
_____
_____

Praktijkopdrachten voor kwalificatieniveau 4

Competentiematrix

Opdracht 14: Begeleiding bij emotionele problemen en gedragsproblemen
Kerntaak 2: Begeleiden van zorgvrager(s) op basis van het verpleegplan
Resultaat: De mbo-verpleegkundige begeleidt de zorgvrager bij emotionele problemen zoals angst voor een ongeneeslijke ziekte, verlies, rouw en sterven. Zij begeleidt de gedragsproblemen en bestaansproblemen die kunnen ontstaan door bijvoorbeeld een verstandelijke handicap, een ongeneeslijke ziekte of een psychiatrische ziekte.
Zij ondersteunt vragen rondom zingeving, ethiek en persoonlijke waarden en normen in het dagelijks leven.
Daarnaast begeleidt de mbo-verpleegkundige bij therapie of behandeling van andere disciplines.

Compe-tentie	Omschrijving	Criteria	Aan gewerkt	Behaald
D	Aandacht en begrip tonen	Je toont interesse door er te zijn, te luisteren, te kijken en de juiste vragen te stellen en je in te leven in de zorgvrager.		
		Je verplaatst je in de standpunten van de zorgvrager/mantelzorger/naasten.		
		Je houdt rekening met de mogelijkheden en beperkingen van de zorgvrager.		
		Je laat je interesse in de zorgvrager ook non-verbaal zien.		
		Je laat de zorgvrager, collega en leidinggevende uitspreken.		
		Je let goed op het welzijn van de zorgvrager en mantelzorger/naasten.		

Werkveld	Ziekenhuis-zorg	Verpleeg- en verzorgingshuis	Thuiszorg	Geestelijke gezondheidszorg	Gehandicapten-zorg
Opdracht behaald	Ja / nee / nvt	Ja / nee / nvt	Ja / nee / nvt	Ja / nee / nvt	Ja / nee / nvt
Datum en paraaf begeleider					

Praktijkopdrachten voor kwalificatieniveau 4

15 Sociaal-maatschappelijke begeleiding: individueel

Inleiding

Leren omgaan met geld, reizen met de trein, omgaan met een medebewoner, een brief opstellen, een afspraak voor de kapper maken. Dit zijn voorbeelden van activiteiten die je samen met een zorgvrager kunt doen.

Hoe zorg je voor een goede daginvulling voor een zorgvrager die aan jou zorg is toevertrouwd? Wat past bij iemands belangstelling en mogelijkheden? Welke adviezen geef je aan de familieleden? Hoe ondersteun je hen bij de begeleiding van hun zoon, dochter, vader, moeder of partner?
Bij elke zorgcategorie komt de begeleiding op sociaalmaatschappelijk gebied op een andere manier tot uiting. In de verstandelijk-gehandicaptenzorg en in de ouderenzorg kun je bijvoorbeeld samen met een zorgvrager een dagprogramma maken.

Je begeleidt vanuit het principe *'hoofd, hart en handen'*.
Hoofd wil zeggen: je hebt de juiste achtergrondkennis over de situatie en de mogelijkheden van de zorgvrager.

Hart wil zeggen: je toont:
- een goede motivatie;
- enthousiasme;
- een actieve luisterhouding;
- interesse en betrokkenheid;
- een onbevooroordeelde instelling;
- flexibiliteit.

Handen wil zeggen: je geeft persoonlijk gerichte begeleiding.

Opdracht

Voer deze opdracht uit bij verschillende zorgvragers.
- Vraag regelmatig na of je begeleiding of invulling van de dagbesteding nog overeenkomt met de verwachtingen van de zorgvrager en zijn naasten/mantelzorgers.
- Maak voor een zorgvrager een dagprogramma.
- Begeleid een zorgvrager bij een activiteit.
- Begeleid een zorgvrager op sociaal-maatschappelijk gebied, passend bij zijn eigen situatie. Vraag na wat zijn wensen en interesses zijn. Adviseer en begeleid zonodig de familieleden.

 1 Wat ga je doen?

Bereid de opdracht voor.
- Is de opdracht duidelijk?
- Welke kennis heb je nodig?
- Welke richtlijnen en protocollen ga je gebruiken?
- Wat zijn je persoonlijke leerdoelen?

Praktijkopdrachten voor kwalificatieniveau 4

 2 Voer de opdracht uit.

Houd tijdens de uitvoering rekening met:
- het stimuleren van de zelfredzaamheid van de zorgvrager;
- de privacy en veiligheid van de zorgvrager;
- de observaties van de gezondheidstoestand;
- de emoties en gevoelens van de zorgvrager.

 3 Hoe ging het?

Kijk terug naar hoe je de opdracht hebt gedaan. Reflectievragen die je kunt stellen gaan over *jezelf* en *de ander* (de zorgvrager, naasten/mantelzorger, je collega, enzovoort).
- Wat wilde je bereiken? Wat wilde de ander bereiken?
- Wat voelde je? Wat voelde de ander?
- Wat dacht je? Wat dacht de ander?
- Wat deed je? Wat deed de ander?

Hoe rond je de opdracht af? Voer je een gesprek met je begeleider en/of maak je een verslagje?

Opmerkingen van de deelnemer:

_____
_____
_____
_____
_____

Opmerkingen van de begeleider:

_____
_____
_____
_____
_____

4 Hoe nu verder?

Gebruik de competentiematrix bij deze opdracht om vast te stellen hoever je bent.
- Wil of moet je deze opdracht nog een keer doen?
- Aan welke onderdelen moet je nog werken?

_____
_____
_____
_____
_____

Praktijkopdrachten voor kwalificatieniveau 4

Competentiematrix

Opdracht 15: Sociaal-maatschappelijke begeleiding: individueel
Kerntaak 2: Begeleiden van zorgvrager(s) op basis van het verpleegplan
Resultaat: De zorgvrager voelt zich gesteund en kan op sociaal-maatschappelijke gebied zo optimaal mogelijk functioneren. De mbo-verpleegkundige heeft bijgedragen aan het zo optimaal mogelijk functioneren van de zorgvrager op sociaal-maatschappelijk gebied.

Compe-tentie	Omschrijving	Criteria	Aan gewerkt	Behaald
G	Relaties bouwen en netwerken	Je investeert in het opbouwen van een goede relatie met de zorgvrager en zijn betrokkenen.		
		Je helpt ergernis of frustraties bij collega's te verminderen.		
R	Op de behoeften en verwachtingen van de zorgvrager richten	Je achterhaalt interesses, wensen en zorgbehoeften van de zorgvrager mantelzorg/naasten.		
		Je bespreekt interesses, wensen en mogelijkheden met betrokkenen.		
		Je geeft persoonlijk gerichte begeleiding.		
		Je vraagt regelmatig na of de geboden zorg aansluit bij de verwachtingen en wensen van de zorgvrager.		
		Je stelt de tevredenheid van de zorgvrager zo concreet mogelijk vast.		

Werkveld	Ziekenhuis-zorg	Verpleeg- en verzorgingshuis	Thuiszorg	Geestelijke gezondheidszorg	Gehandicapten-zorg
Opdracht behaald	Ja / nee / nvt	Ja / nee / nvt	Ja / nee / nvt	Ja / nee / nvt	Ja / nee / nvt
Datum en paraaf begeleider					

16 Sociaal-maatschappelijke begeleiding: groepen

Inleiding

In woonvoorzieningen en centra voor dagvoorzieningen worden in het kader van de dagbesteding van zorgvragers geregeld groepsactiviteiten georganiseerd. Je kunt hierbij denken aan creatieve, educatieve activiteiten, maar ook aan recreatieve activiteiten zoals uitstapjes. Je hebt als verpleegkundige de taak om de activiteiten goed voor te bereiden, uit te voeren en te evalueren. Daarnaast heb je aandacht voor de individuele wensen en het groepsproces.

Voorbeelden uit de verstandelijk-gehandicaptenzorg en de ouderenzorg zijn het organiseren van een uitstapje, een vakantie of een themamiddag. In de geestelijke gezondheidszorg kun je denken aan ondersteuning bij een goede dagbesteding van de leefgroep.

In de begeleiding werk je samen met collega's, zoals de creatieve therapeut of de activiteitenbegeleider. Ook vrijwilligers, naasten en mantelzorgers helpen vaak bij het uitvoeren van de activiteiten.

Je begeleidt vanuit het principe *'hoofd, hart en handen'*:
Hoofd wil zeggen: je hebt de juiste achtergrondkennis over:
- de situatie en de mogelijkheden van de groep en de individuele groepsleden;
- groepsdynamica.

Hart wil zeggen: je toont:
- een goede motivatie;
- enthousiasme;
- inlevingsvermogen;
- een positieve instelling;
- relativeringsvermogen.

Handen wil zeggen: je geeft gerichte begeleiding, met aandacht voor het groepsproces en met de juiste inzet van middelen en materialen.

Opdracht

Voer deze opdracht uit bij verschillende groepen zorgvragers.
- Begeleid een groep zorgvragers op sociaalmaatschappelijk gebied, passend bij de eigen situatie. Sluit aan bij de wensen en interesses van de groep.
- Organiseer voor een groep zorgvragers een activiteit die aansluit bij de wensen en behoeften van de groepsleden. Werk samen met anderen: collega's, vrijwilligers en naasten/mantelzorgers.
- Bereid de activiteit voor.
- Voer de activiteit uit en reageer flexibel op veranderingen.
- Evalueer de activiteit.
- Rapporteer de problemen die je tegenkomt aan je collega's of de leidinggevende.

 1 Wat ga je doen?

Bereid de opdracht voor.
- Is de opdracht duidelijk?
- Welke kennis heb je nodig?
- Welke richtlijnen en protocollen ga je gebruiken?
- Wat zijn je persoonlijke leerdoelen?

_____
_____
_____
_____

Praktijkopdrachten voor kwalificatieniveau 4

 2 Voer de opdracht uit.

Houd tijdens de uitvoering rekening met:
- het stimuleren van de zelfredzaamheid van de zorgvragers;
- de privacy en veiligheid van de zorgvragers;
- de observaties van de gezondheidstoestand van de zorgdragers;
- de emoties en gevoelens van de zorgvragers.

 3 Hoe ging het?

Kijk terug naar hoe je de opdracht hebt gedaan. Reflectievragen die je kunt stellen gaan over *jezelf* en *de ander* (de zorgvrager, naasten/mantelzorger, je collega, enzovoort).
- Wat wilde je bereiken? Wat wilde de ander bereiken?
- Wat voelde je? Wat voelde de ander?
- Wat dacht je? Wat dacht de ander?
- Wat deed je? Wat deed de ander?

Hoe rond je de opdracht af? Voer je een gesprek met je begeleider en/of maak je een verslagje?

Opmerkingen van de deelnemer:

___

Opmerkingen van de begeleider:

___

4 Hoe nu verder?

Gebruik de competentiematrix bij deze opdracht om vast te stellen hoever je bent.
- Wil of moet je deze opdracht nog een keer doen?
- Aan welke onderdelen moet je nog werken?

___

Praktijkopdrachten voor kwalificatieniveau 4

Competentiematrix

Opdracht 16: Sociaal-maatschappelijke begeleiding: groepen
Kerntaak 2: Begeleiden van zorgvrager(s) op basis van het verpleegplan
Resultaat: De mbo-verpleegkundige heeft op professionele wijze het groepsproces van een groep zorgvragers ondersteund, gemotiveerd en gestimuleerd op sociaal-maatschappelijk gebied.

Compe-tentie	Omschrijving	Criteria	Aan gewerkt	Behaald
C	Begeleiden	Je motiveert een groep zorgvragers om zich binnen hun mogelijkheden te ontwikkelen.		
		Je geeft aandacht en uitvoering aan het groepsproces.		
		Je adviseert zorgvragers over het onderhouden van het sociale netwerk.		
U	Omgaan met veranderingen en aanpassingen	Je houdt rekening met verschillen in cultuur, sekse en gezindte van zorgvrager(s) en past je communicatie, gedrag en begeleidingsvormen daarop aan.		
		Je staat open voor veranderingen.		
		Je reageert passend op veranderingen.		

Werkveld	Ziekenhuis-zorg	Verpleeg- en verzorgingshuis	Thuiszorg	Geestelijke gezondheidszorg	Gehandicapten-zorg
Opdracht behaald	Ja / nee / nvt	Ja / nee / nvt	Ja / nee / nvt	Ja / nee / nvt	Ja / nee / nvt
Datum en paraaf begeleider					

Praktijkopdrachten voor kwalificatieniveau 4

17 Coördinatie van zorg

Inleiding

Als verpleegkundige in de 24-uurszorg heb je een spilfunctie. Je bent de vaste factor in het zorgproces, waarin veel verschillende mensen van diverse disciplines werken. Daarom moet je een goed overzicht van de zorg hebben en je moet duidelijke afspraken maken. Benamingen die je voor deze verpleegkundige rol tegenkomt zijn onder andere: coördinerend verpleegkundige of eerstverantwoordelijke verpleegkundige. In deze rol heb je als verpleegkundige de taak om effectief en efficiënt met veel betrokkenen te communiceren, zodat je samen goede kwaliteit van zorg kunt leveren.
Overplaatsing, overdracht en ontslag van een zorgvrager zijn ook momenten waarop je de zorg coördineert en rapporteert. De rapportage gebeurt dan aan een collega van een andere afdeling of zorginstelling en/of met naasten/mantelzorgers. Je maakt hierbij gebruik van het verpleegplan.

Opdracht

Deze opdracht bestaat uit vijf onderdelen:
1 coördineren van zorg;
2 overdracht;
3 ontslag;
4 overplaatsing.

1 Coördineren van zorg

Coördineer gedurende langere tijd (ten minste zeven dagen) de zorg aan een zorgvrager.
- Maak duidelijke afspraken met zorgvrager, naasten/mantelzorgers, vrijwilligers en je collega's over je werkzaamheden.
- Plan je werk logisch in, met een goede tijdsplanning.
- Zet de juiste hulpmiddelen en mensen in.
- Overleg doelgericht met je collega's.
- Neem deel aan een multidisciplinair overleg, waarin de zorgverlening van een of meer zorgvragers aan de orde komt. Geef je eigen mening en/of informatie uit het verpleegplan. Rapporteer de afspraken aan collega's en andere disciplines mondeling en met behulp van het verpleegplan.

2 Overdracht

- Verzorg de overdracht van een zorgvrager naar een andere afdeling binnen je instelling.
- Zorg voor een duidelijke rapportage.

3 Ontslag

- Verzorg het ontslag van een zorgvrager naar huis.
- Houd een exitgesprek.
- Zorg voor een duidelijke rapportage.

4 Overplaatsing

- Verzorg de overplaatsing van een zorgvrager naar een andere zorginstelling.
- Houd een exitgesprek.
- Zorg voor een duidelijke rapportage.

 1 Wat ga je doen?

Bereid de opdracht voor.
- Is de opdracht duidelijk?
- Welke kennis heb je nodig?
- Welke richtlijnen en protocollen ga je gebruiken?

– Wat zijn je persoonlijke leerdoelen?

2 Voer de opdracht uit.

Houd tijdens de uitvoering rekening met:
- het stimuleren van de zelfredzaamheid van de zorgvrager;
- de privacy en veiligheid van de zorgvrager;
- de observaties van de gezondheidstoestand;
- de emoties en gevoelens van de zorgvrager.

3 Hoe ging het?

Kijk terug naar hoe je de opdracht hebt gedaan. Reflectievragen die je kunt stellen gaan over *jezelf* en *de ander* (de zorgvrager, naasten/mantelzorger, je collega, enzovoort).
- Wat wilde je bereiken? Wat wilde de ander bereiken?
- Wat voelde je? Wat voelde de ander?
- Wat dacht je? Wat dacht de ander?
- Wat deed je? Wat deed de ander?

Hoe rond je de opdracht af? Voer je een gesprek met je begeleider en/of maak je een verslagje?

Opmerkingen van de deelnemer:

Opmerkingen van de begeleider:

4 Hoe nu verder?

Gebruik de competentiematrix bij deze opdracht om vast te stellen hoever je bent.
- Wil of moet je deze opdracht nog een keer doen?
- Aan welke onderdelen moet je nog werken?

Praktijkopdrachten voor kwalificatieniveau 4

Competentiematrix

Opdracht 17: **Coördinatie van zorg**
Kerntaak 3: Uitvoeren van organisatie- en professiegebonden taken
Resultaten: De mbo-verpleegkundige heeft de uit te voeren zorg en begeleiding op een professionele manier gecoördineerd, waarbij de collega's en stagiaires op professionele wijze zijn aangestuurd en de zorgvrager heeft de zorgverlening als samenhangend geheel ontvangen.

Compe-tentie	Omschrijving	Criteria	Aan gewerkt	Behaald
B	Aansturen	Je wijst taken toe aan betrokkenen die passen bij hun ervaring en capaciteit.		
		Je maakt duidelijk aan betrokkenen wie, wat, wanneer moet doen.		
C	Begeleiden	Je motiveert de zorgvrager om mee te denken over oplossingen.		
		Je geeft opbouwende feedback.		
		Je adviseert het gezinssysteem van de zorgvrager en zijn sociale netwerk over de omgang met en de steun aan de zorgvrager.		
E	Samenwerken en overleggen	Je informeert de zorgvrager tijdig.		
		Je bespreekt de problemen en mogelijkheden met de zorgvrager en diens naasten.		
		Je maakt afspraken met zorgvrager, collega's en mantelzorgers over de werkzaamheden.		
		Je geeft duidelijk je mening en bevindingen over de zorgverlening.		
		Je raadpleegt zonodig collega's.		
		Je toont je waardering voor de bijdragen van de prestaties van anderen.		
Q	Plannen en organiseren	Je maakt tijdig een planning van het totaal aan werkzaamheden en stemt deze af met collega's/andere hulpverleners.		
		Je stelt prioriteiten in werkzaamheden.		
		Je plant de werkzaamheden tijdig, logisch en realistisch.		
		Je kiest hulpmiddelen en mensen voor de werkzaamheden.		
U	Omgaan met verandering en aanpassen	Je past op positieve wijze je gedrag gemakkelijk en snel aan.		
		Je staat open voor veranderingen.		

Werkveld	Ziekenhuis-zorg	Verpleeg- en verzorgingshuis	Thuiszorg	Geestelijke gezondheidszorg	Gehandicapten-zorg
Opdracht behaald	Ja / nee / nvt	Ja / nee / nvt	Ja / nee / nvt	Ja / nee / nvt	Ja / nee / nvt
Datum en paraaf begeleider					

Praktijkopdrachten voor kwalificatieniveau 4

18 Evalueren en bijstellen van het verpleegplan

Inleiding

Verplegen is een continu proces. Vaak heb je te maken met veranderingen in de zorgbehoefte.
De lichamelijke of psychische conditie van een zorgvrager kan vooruit of achteruit gaan. Telkens zul je tussentijds je handelen bijstellen op basis van je observaties. Het verpleegplan is het instrument om je handelen (ook ten opzichte van andere disciplines) te verantwoorden.
Als je het verpleegplan gaat evalueren met de zorgvragers, zijn naasten/mantelzorgers en je collega's bekijk je of de zorg nog aansluit bij de behoefte van de zorgvrager. Op basis van veranderingen in de zorgvraag stel je het verpleegplan bij.

Opdracht

Verleen gedurende langere tijd (ten minste zeven dagen) zorg aan een zorgvrager.
- Maak duidelijke afspraken met zorgvrager, naasten/mantelzorgers, vrijwilligers en je collega's over je werkzaamheden.
- Plan je werk logisch in en zorg voor een goede tijdsplanning.
- Zet de juiste hulpmiddelen in en vraag zonodig collega's om je te ondersteunen.
- Let bij de zorgverlening op veranderingen in de zorgbehoefte.
- Rapporteer tijdens het zorgproces, dat wil zeggen tussentijds, aan collega's en andere disciplines.
- Evalueer het verpleegplan met de zorgvrager en de naasten/mantelzorgers.
- Stel het verpleegplan bij in overleg met de zorgvrager en/of zijn naasten zodat de zorg aansluit op de veranderde behoefte van de zorgvrager.
- Rapporteer de evaluatie en de bijstelling aan collega's en andere disciplines.

1 Wat ga je doen?

Bereid de opdracht voor.
- Is de opdracht duidelijk?
- Welke kennis heb je nodig?
- Welke richtlijnen en protocollen ga je gebruiken?
- Wat zijn je persoonlijke leerdoelen?

_____
_____
_____
_____
_____

2 Voer de opdracht uit.

Houd tijdens de uitvoering rekening met:
- het stimuleren van de zelfredzaamheid van de zorgvrager;
- de privacy en veiligheid van de zorgvrager;
- de observaties van de gezondheidstoestand;
- de emoties en gevoelens van de zorgvrager.

3 Hoe ging het?

Kijk terug naar hoe je de opdracht hebt gedaan. Reflectievragen die je kunt stellen gaan over *jezelf* en *de ander* (de zorgvrager, naasten/mantelzorger, je collega, enzovoort).
- Wat wilde je bereiken? Wat wilde de ander bereiken?
- Wat voelde je? Wat voelde de ander?
- Wat dacht je? Wat dacht de ander?
- Wat deed je? Wat deed de ander?

Hoe rond je de opdracht af? Voer je een gesprek met je begeleider en/of maak je een verslagje?

Opmerkingen van de deelnemer:

_____
_____
_____
_____
_____

Opmerkingen van de begeleider:

_____
_____
_____
_____
_____

4 Hoe nu verder?

Gebruik de competentiematrix bij deze opdracht om vast te stellen hoever je bent.
– Wil of moet je deze opdracht nog een keer doen?
– Aan welke onderdelen moet je nog werken?

_____
_____
_____
_____
_____

Praktijkopdrachten voor kwalificatieniveau 4

Competentiematrix

Opdracht 18: Evalueren en bijstellen van het verpleegplan
Kerntaak 3: Uitvoeren van organisatie- en professiegebonden taken
Resultaten: De mbo-verpleegkundige heeft verpleegkundige zorg en de ondersteuning op een zorgvuldige manier geëvalueerd en heeft het verpleegplan zonodig bijgesteld.

Compe-tentie	Omschrijving	Criteria	Aan gewerkt	Behaald
D	Aandacht en begrip tonen	Je verplaatst je in de standpunten van de zorgvrager en diens naasten.		
		Je luistert actief naar de zorgvrager.		
		Je luistert actief naar collega's en leidinggevende.		
J	Formuleren en rapporteren	Je verwoordt duidelijk je bevindingen zowel mondeling als schrifelijk.		
		Je brengt je bevindingen helder en bondig naar voren naar collega's en andere zorgverleners.		
		Je rapporteert in goed Nederlands.		
		Je interpreteert de gegevens op de juiste wijze.		
M	Analyseren	Je haalt de hoofdzaken uit de resultaten van de evaluatie van de zorgverlening.		
		Je geeft manieren aan om mogelijke problemen op te lossen.		

Werkveld	Ziekenhuis-zorg	Verpleeg- en verzorgingshuis	Thuiszorg	Geestelijke gezondheidszorg	Gehandicapten-zorg
Opdracht behaald	Ja / nee / nvt	Ja / nee / nvt	Ja / nee / nvt	Ja / nee / nvt	Ja / nee / nvt
Datum en paraaf begeleider					

Praktijkopdrachten voor kwalificatieniveau 4

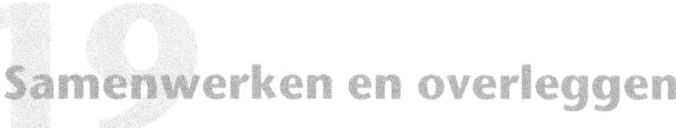

19 Samenwerken en overleggen

Inleiding

Samenwerken betekent ook samen overleggen. Overleggen is geen doel op zich, maar een middel om de zorg op elkaar af te stemmen en tot betere zorg te komen. Overleg gaat over de directe zorgverlening aan een zorgvrager of over de organisatie van het werk. Elk werkveld en elke afdeling kent zijn eigen benamingen voor overleg: teamvergadering, multidisciplinair overleg, bewonersbespreking, werkoverleg.

Voor jou als verpleegkundige is het belangrijk dat jij je mening goed formuleert en motiveert, zodat er naar je geluisterd wordt. Als je in staat bent een goed overleg te voeren is dat in het belang van de zorgvrager, zijn naasten/mantelzorgers en in je eigen belang.

Opdracht

Neem actief en op positieve wijze deel aan diverse vormen van overleg:
- ten behoeve van de zorgverlening aan een zorgvrager;
- ten behoeve van de organisatie van het werk.

Bereid je voor, kom op tijd en lees de verslaglegging. Maak een duidelijk en nauwkeurig verslag van het overleg.

 1 Wat ga je doen?

Bereid de opdracht voor.
- Is de opdracht duidelijk?
- Welke kennis heb je nodig?
- Welke richtlijnen en protocollen ga je gebruiken?
- Wat zijn je persoonlijke leerdoelen?

_____
_____
_____
_____
_____

2 Voer de opdracht uit.

 3 Hoe ging het?

Kijk terug naar hoe je de opdracht hebt gedaan. Reflectievragen die je kunt stellen gaan over *jezelf* en *de ander* (de zorgvrager, naasten/mantelzorger, je collega, enzovoort).
- Wat wilde je bereiken? Wat wilde de ander bereiken?
- Wat voelde je? Wat voelde de ander?
- Wat dacht je? Wat dacht de ander?
- Wat deed je? Wat deed de ander?

Praktijkopdrachten voor kwalificatieniveau 4

Hoe rond je de opdracht af? Voer je een gesprek met je begeleider en/of maak je een verslagje?

Opmerkingen van de deelnemer:
_____
_____
_____
_____
_____

Opmerkingen van de begeleider:
_____
_____
_____
_____
_____

4 Hoe nu verder?

Gebruik de competentiematrix bij deze opdracht om vast te stellen hoever je bent.
- Wil of moet je deze opdracht nog een keer doen?
- Aan welke onderdelen moet je nog werken?

_____
_____
_____
_____
_____

Praktijkopdrachten voor kwalificatieniveau 4

Competentiematrix

Opdracht 19: Samenwerken en overleggen
Kerntaak 3: Uitvoeren van organisatie- en professiegebonden taken
Resultaten: De mbo-verpleegkundige heeft met andere betrokkenen op een actieve en adequate manier deelgenomen aan verschillende voor haar functie relevante overlegvormen.

Compe-tentie	Omschrijving	Criteria	Aan gewerkt	Behaald
E	Samenwerken en overleggen	Je informeert tijdig en uit jezelf collega's en leidinggevende.		
		Je geeft duidelijk je mening en bevindingen over de zorgverlening.		
		Je toont waardering voor de bijdragen en prestaties van anderen.		
		Je stemt de zorg af met andere betrokkenen/hulverleners.		
		Je overlegt tijdig en regelmatig met andere betrokkenen/hulpverleners.		
		Je bevordert een goede onderlinge verstandhouding in een team of groep.		
H	Overtuigen en beïnvloeden	Je brengt je ideeën en standpunten begrijpelijk.		
		Je onderbouwt je informatie met argumenten.		
T	Instructies en procudures opvolgen	Je komt voorbereid op een overleg.		
		Je leest de verslaglegging.		
		Je komt op tijd.		
U	Omgaan met verandering en aanpassen	Je staat open voor veranderingen.		
		Je reageert passend op veranderingen.		
		Je staat open voor andere culturen.		

Werkveld	Ziekenhuiszorg	Verpleeg- en verzorgingshuis	Thuiszorg	Geestelijke gezondheidszorg	Gehandicaptenzorg
Opdracht behaald	Ja / nee / nvt	Ja / nee / nvt	Ja / nee / nvt	Ja / nee / nvt	Ja / nee / nvt
Datum en paraaf begeleider					

Praktijkopdrachten voor kwalificatieniveau 4

20 Deskundigheidsbevordering

Inleiding

Deskundigheid krijg je niet met je geboorte mee. Je kunt het ook niet kopen of cadeau krijgen. Je bouwt het zelf stap voor stap op. Werken aan je eigen en elkaars deskundigheid is een verrijkende bezigheid. Hoe meer je van je vak afweet, hoe meer je daar met elkaar over praat, hoe prettiger het is om met je vak bezig te zijn en hoe meer zelfvertrouwen je krijgt.

Sinds 2007 bestaat het Kwaliteitsregister V&V. Dit is een online registratiesysteem waarin verpleegkundigen niveau 4/5 en verzorgenden niveau 3 kunnen vastleggen wat zij in het kader van scholing en/of de (BIG-)herregistratie doen aan deskundigheidsbevordering.

Opdracht

Werk op diverse manieren aan je deskundigheidsbevordering.
- Ga voor jezelf na en bespreek met je begeleider welke persoonlijke ontwikkeldoelen jij hebt: aan welke ondersteuning of training heb jij behoefte? Zoek uit of dat te realiseren is in jouw werksituatie.
- Ga na wat er in jouw organisatie georganiseerd wordt aan scholing, collegiale ondersteuning of activiteiten ten behoeve van de BIG-herregistratie.
- Neem actief deel aan een bijeenkomst voor jouw deskundigheidsbevordering, bijvoorbeeld een (vaardigheids)training, congres, workshop of intervisie.
- Vraag feedback op jouw aandeel aan je begeleider.
- Voeg de activiteit voor je deskundigheidsbevordering toe aan je digitale portfolio in het Kwaliteitsregister (V&V).

 1 Wat ga je doen?

Bereid de opdracht voor.
- Is de opdracht duidelijk?
- Welke kennis heb je nodig?
- Welke richtlijnen en protocollen ga je gebruiken?
- Wat zijn je persoonlijke leerdoelen?

_____
_____
_____
_____
_____

 2 Voer de opdracht uit.

 3 Hoe ging het?

Kijk terug naar hoe je de opdracht hebt gedaan. Reflectievragen die je kunt stellen gaan over *jezelf* en *de ander* (de zorgvrager, naasten/mantelzorger, je collega, enzovoort).
- Wat wilde je bereiken? Wat wilde de ander bereiken?
- Wat voelde je? Wat voelde de ander?
- Wat dacht je? Wat dacht de ander?
- Wat deed je? Wat deed de ander?

Hoe rond je de opdracht af? Voer je een gesprek met je begeleider en/of maak je een verslagje?

Opmerkingen van de deelnemer:

_____
_____
_____
_____
_____

Opmerkingen van de begeleider:

_____
_____
_____
_____
_____

4 Hoe nu verder?

Gebruik de competentiematrix bij deze opdracht om vast te stellen hoever je bent.
- Wil of moet je deze opdracht nog een keer doen?
- Aan welke onderdelen moet je nog werken?

_____
_____
_____
_____
_____

Praktijkopdrachten voor kwalificatieniveau 4

Competentiematrix

Opdracht 20: Deskundigheidsbevordering
Kerntaak 3: Uitvoeren van organisatie- en professiegebonden taken
Resultaten: De mbo-verpleegkundige heeft actief en adequaat gewerkt aan de bevordering van haar eigen deskundigheid. Ze past het nieuw geleerde toe in haar werk.

Compe-tentie	Omschrijving	Criteria	Aan gewerkt	Behaald
K	Vakdeskundigheid toepassen	Je deelt je expertise met collega's en anderen.		
P	Leren	Je toont interesse in nieuwe ontwikkelingen in het vakgebied verpleegkunde.		
		Je vraagt actief om feedback.		
		Je gebruikt resultaten van evaluatie en feedback als kans om jezelf te verbeteren.		
		Je maakt ontwikkeldoelen.		
		Je past nieuwe competenties toe.		

Werkveld	Ziekenhuis-zorg	Verpleeg- en verzorgingshuis	Thuiszorg	Geestelijke gezondheidszorg	Gehandicapten-zorg
Opdracht behaald	Ja / nee / nvt	Ja / nee / nvt	Ja / nee / nvt	Ja / nee / nvt	Ja / nee / nvt
Datum en paraaf begeleider					

Praktijkopdrachten voor kwalificatieniveau 4

21 Professionalisering

Inleiding

'Het gaat toch goed zo!' Dat antwoord krijg je soms als je vraagt waarom iets op een bepaalde manier gedaan wordt. Zo'n antwoord maakt duidelijk dat we gehecht kunnen zijn aan gewoonten en liever niet nadenken over veranderingen. Toch is dat nodig, want de eisen die aan de kwaliteit van de zorgverlening worden gesteld, veranderen snel. Veranderingen in je werk, het werken aan verbeteringen, noem je kortweg: kwaliteitszorg. Redenen om met kwaliteitszorg bezig te zijn, kunnen zijn:
- de overgang van aanbodgerichte naar vraaggerichte zorg;
- de overgang van klinische zorg naar ambulante zorg en behandeling;
- een klacht van een zorgvrager, van naasten of mantelzorgers;
- een knelpunt in de organisatie;
- een nieuwe, evidence-based behandeling of aanpak voor een zorgvrager;
- een initiatief van de beroepsvereniging.

Door je serieus met nieuwe ontwikkelingen bezig te houden, oefen je invloed uit op het beroep van verpleegkundige en je eigen werksituatie. Zo werk je aan de professionalisering van het verpleegkundige beroep.

Opdracht

Deze opdracht bestaat uit zes onderdelen:
1 kwaliteitszorg op microniveau;
2 evidence-based werken;
3 knelpunten in de organisatie van het werk;
4 omgaan met klachten;
5 klanttevredenheid;
6 ontwikkelingen in het beroep.

1 Kwaliteitszorg op microniveau

- Zoek bij drie zorgvragers uit welke veranderingen zij nodig vinden in de zorg in het kader van de verandering van aanbodgerichte zorg naar vraaggerichte zorg.
- Bespreek met je leidinggevende en je collega's in hoeverre je deze veranderingen kunt doorvoeren. Deze verandering moet een duidelijk waarneembare verbetering zijn.
- Breng de verandering, zo mogelijk, in de praktijk.

2 Evidence-based werken

- Pas evidence-based inzichten toe in de zorgverlening.
- Werk mee aan onderzoek ten behoeve van de zorgverlening.
- Werk mee aan een standaard- en/of protocolontwikkeling.

3 Knelpunten signaleren in de organisatie van het werk

- Signaleer een knelpunt in de organisatie van je werk.
- Bespreek met je leidinggevende en je collega's mogelijke oplossingen. Houd daarbij rekening met:
  - de kaders van de organisatie;
  - de grenzen van je beroep;
  - de wettelijk eisen (ARBO, CAO).
- Los het knelpunt zo mogelijk op.

4 Omgaan met klachten

- Ga na waar het klachtenreglement van de zorginstelling te vinden is.
- Ga na hoe het reglement in de praktijk werkt. Beoordeel het reglement aan de hand van een afgehandelde klacht, van het uiten van de klacht tot aan het sluiten van het dossier.
- Breng het reglement, zo mogelijk, in de praktijk bij een reële klacht die bij jou is terechtgekomen.

5 Klanttevredenheid

- Zoek uit op welke manier de organisatie de klanttevredenheid meet en bespreek de uitkomsten met je begeleider.
- Evalueer je eigen zorgverlening met de zorgvragers en naasten/mantelzorgers.
- Bespreek je evaluaties met je begeleider.

6 Ontwikkelingen in het beroep

Neem deel aan een activiteit ten behoeve van de ontwikkelingen van het beroep van verpleegkundige. Aandachtspunten zijn de ontwikkelingen van het beroep en je eigen visie daarop.
Voorbeelden van activiteiten zijn:
- lezen en bespreken van een wetenschappelijk artikel over de zorgverlening;
- bijwonen van een overleg of bijeenkomst van je instelling, de beroepsvereniging of de vakbond voor verpleegkundigen;
- peilen van meningen, discussiëren over een thema of ethisch vraagstuk.

 1 Wat ga je doen?

Bereid de opdracht voor.
- Is de opdracht duidelijk?
- Welke kennis heb je nodig?
- Welke richtlijnen en protocollen ga je gebruiken?
- Wat zijn je persoonlijke leerdoelen?

 2 Voer de opdracht uit.

 3 Hoe ging het?

Kijk terug naar hoe je de opdracht hebt gedaan. Reflectievragen die je kunt stellen gaan over *jezelf* en *de ander* (de zorgvrager, naasten/mantelzorger, je collega, enzovoort).
- Wat wilde je bereiken? Wat wilde de ander bereiken?
- Wat voelde je? Wat voelde de ander?
- Wat dacht je? Wat dacht de ander?
- Wat deed je? Wat deed de ander?

Hoe rond je de opdracht af? Voer je een gesprek met je begeleider en/of maak je een verslagje?

Opmerkingen van de deelnemer:

___

Opmerkingen van de begeleider:

___

4 Hoe nu verder?

Gebruik de competentiematrix bij deze opdracht om vast te stellen hoever je bent.
- Wil of moet je deze opdracht nog een keer doen?
- Aan welke onderdelen moet je nog werken?

Praktijkopdrachten voor kwalificatieniveau 4

Competentiematrix

Opdracht 21: Professionalisering
Kerntaak 3: Uitvoeren van organisatie- en professiegebonden taken
Resultaten: De mbo-verpleegkundige heeft actief bijgedragen aan het verbeteren van de kwaliteit van de zorgverlening en de professionalisering van het beroep.

Competentie	Omschrijving	Criteria	Aan gewerkt	Behaald
H	Overtuigen en beïnvloeden	Je gebruikt de juiste argumenten om de zorgvrager/diens naasten te overtuigen.		
		Je onderbouwt je informatie met argumenten.		
		Je brengt je ideeën en standpunten begrijpelijk.		
K	Vakdeskundigheid toepassen	Je deelt je expertise met collega's en anderen.		
P	Leren	Je toont interesse in nieuwe ontwikkelingen in het vakgebied verpleegkunde.		
		Je vraagt actief om feedback.		
		Je gebruikt resultaten van evaluatie en feedback als kans om jezelf te verbeteren.		
		Je maakt ontwikkeldoelen.		
		Je past nieuwe competenties toe.		
S	Kwaliteit leveren	Je werkt mee aan de toetsing en vergelijking van kwaliteitseisen.		
		Je werkt mee aan de onderbouwing en professionalisering van het beroep.		
		Je werkt 'evidence based'.		
		Je bewaakt de kwaliteit van je werk.		
		Je werkt systematisch.		
T	Instructies en procedures opvolgen	Je werkt binnen wettelijke richtlijnen.		
		Je verzorgt volgens protocollen en richtlijnen.		
		Je komt voorbereid op een overleg.		

Werkveld	Ziekenhuiszorg	Verpleeg- en verzorgingshuis	Thuiszorg	Geestelijke gezondheidszorg	Gehandicaptenzorg
Opdracht behaald	Ja / nee / nvt	Ja / nee / nvt	Ja / nee / nvt	Ja / nee / nvt	Ja / nee / nvt
Datum en paraaf begeleider					

Praktijkopdrachten voor kwalificatieniveau 4

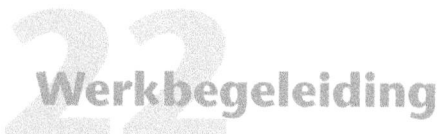

22 Werkbegeleiding

Inleiding

Als leerling- verpleegkundige word je begeleid door collega's. In de loop van je opleiding ga je zelf werkbegeleiding geven, aan leerlingen of aan nieuwe collega's. Bij een nieuwe collega gaat het vooral om haar goed in te werken zodat zij zo snel mogelijk zelfstandig kan werken. Een leerling heeft meer ondersteuning nodig van jou als begeleider.
Een goede werkbegeleider is enthousiast over het beroep van verpleegkundige en straalt dat uit. Verder geef je feedback aan de leerling over haar functioneren, je stuurt haar aan op professionele wijze en coacht haar bij het leren van het beroep. Ook moet je een beoordeling geven over het functioneren van de leerling.

Opdracht

Begeleid een leerling en een nieuwe medewerker.

Inwerken van een nieuwe medewerker:
- Bespreek met je begeleider welke nieuwe medewerker jij gaat inwerken. Geef aan welke ondersteuning jij daarbij nodig hebt.
- Bespreek met de nieuwe medewerker welke begeleiding zij nodig heeft en hoe jij deze kan invullen.
- Begeleid de nieuwe medewerker bij het inwerken. Maak, als dat aanwezig is, gebruik van een inwerkprogramma.
- Vraag feedback aan je begeleider over de wijze waarop jij de nieuwe medewerker hebt ingewerkt.

Begeleiden van een leerling:
- Bespreek met je begeleider welke leerling jij gaat begeleiden. Geef aan welke ondersteuning jij daarbij nodig hebt.
- Bespreek met de leerling welke begeleiding zij nodig heeft en hoe jij deze kan invullen.
- Ga samen met de leerling na welke leerstijl zij heeft en pas je begeleidingsstijl hierop aan.
- Pas begeleidingsmethodieken toe, zoals het geven van instructie en aanwijzingen, het geven van feedback en het samen terugkijken met de leerling hoe zij functioneert.
- Voer een begeleidings- en/of voortgangsgesprek met de leerling.
- Voer een beoordelingsgesprek met de leerling over haar functioneren en doe dit samen of in overleg met je begeleider.
- Vraag feedback aan je begeleider over de wijze waarop jij de leerling hebt begeleid.

 1 Wat ga je doen?

Bereid de opdracht voor.
- Is de opdracht duidelijk?
- Welke kennis heb je nodig?
- Welke richtlijnen en protocollen ga je gebruiken?
- Wat zijn je persoonlijke leerdoelen?

___
___
___
___
___

 2 Voer de opdracht uit.

Praktijkopdrachten voor kwalificatieniveau 4

3 Hoe ging het?

Kijk terug naar hoe je de opdracht hebt gedaan. Reflectievragen die je kan stellen gaan over *jezelf* en *de ander* (de zorgvrager, de leerling, je collega etc.)
– Wat wilde je bereiken? Wat wilde de ander bereiken?
– Wat voelde je? Wat voelde de ander?
– Wat dacht je? Wat dacht de ander?
– Wat deed je? Wat deed de ander?

Hoe rond je de opdracht af? Een gesprek met je begeleider en/of een verslagje?

Opmerkingen van de deelnemer:

_____
_____
_____
_____
_____
_____

Opmerkingen van de begeleider:

_____
_____
_____
_____
_____
_____

4 En hoe nu verder?

Gebruik de competentiematrix bij deze opdracht om vast te stellen hoever je bent.
– Wil of moet je deze opdracht nog een keer doen?
– Aan welke onderdelen moet je nog werken?

_____
_____
_____
_____
_____

Praktijkopdrachten voor kwalificatieniveau 4

Competentiematrix

Opdracht 22: Deskundigheidsbevordering
Kerntaak 3: Uitvoeren van organisatie- en professiegebonden taken
Resultaten: De mbo-verpleegkundige geeft werkbegeleiding aan stagiaires en nieuwe collega's.

Compe-tentie	Omschrijving	Criteria	Aan gewerkt	Behaald
B	Aansturen	Je geeft taken aan de leerling/stagiaire of nieuwe medewerker die passen bij haar ervaring en capaciteiten.		
		Je geeft instructies en aanwijzingen aan de leerling/stagiaire of nieuwe medewerker bij het uitvoeren van werkzaamheden en/of het behalen van leerdoelen.		
		Je geeft de leerling/stagiaire of nieuwe medewerker opbouwende feedback over haar werkzaamheden.		
		Je voert samen met je begeleider een gesprek met een leerling/stagiaire over haar functioneren.		

Werkveld	Ziekenhuis-zorg	Verpleeg- en verzorgingshuis	Thuiszorg	Geestelijke gezondheidszorg	Gehandicapten-zorg
Opdracht behaald	Ja / nee / nvt	Ja / nee / nvt	Ja / nee / nvt	Ja / nee / nvt	Ja / nee / nvt
Datum en paraaf begeleider					

Praktijkopdrachten voor kwalificatieniveau 4

23 Zelfstandig functioneren als verpleegkundige

Inleiding

Jij, als beginnend beroepsoefenaar.
In de eindfase van de opleiding als verpleegkundige moet je laten zien dat je voor een specifieke groep zorgvragers zelfstandig en met de juiste beroepshouding kunt werken. Dit betekent dat je gedurende een bepaalde periode (die je met je begeleider afspreekt) verantwoordelijk bent voor de complete zorg en begeleiding voor een aantal zorgvragers in de zorgsetting waar jij als leerling-verpleegkundige werkzaam bent. Je laat daarbij zien dat je verschillende methodes kunt toepassen in je begeleiding afgestemd op het individu en/of de groep.
Je kunt de opdracht in z'n geheel uitvoeren en laten aftekenen. Je reflecteert op je eigen handelen en je vraagt zelf om begeleiding bij het uitvoeren van de complete zorgverlening.

Opdracht

Verpleeg en begeleid minimaal vier zorgvragers. Dat wil zeggen:
- Plan en coördineer de zorg en begeleiding.
- Stel individuele verpleegplannen op, evalueer en stel deze zonodig bij.
- Voer de geplande zorg- en begeleidingstaken uit.
- Geef voorlichting en advies.
- Neem deel aan overleg en scholing, die zich voordoen rond de zorgvragers die jij verpleegt en begeleidt in deze periode.
- Houd zelf bij wat je leermomenten zijn.
- Maak afspraken met je begeleider om te reflecteren op je functioneren.

1 Wat ga je doen?

Bereid de opdracht voor.
- Is de opdracht duidelijk?
- Welke kennis heb je nodig?
- Welke richtlijnen en protocollen ga je gebruiken?
- Wat zijn je persoonlijke leerdoelen?

_____
_____
_____
_____
_____

2 Voer de opdracht uit.

3 Hoe ging het?

Kijk terug naar hoe je de opdracht hebt gedaan. Reflectievragen die je kan stellen gaan over *jezelf* en *de ander* (de zorgvrager, de leerling, je collega etc.)
- Wat wilde je bereiken? Wat wilde de ander bereiken?
- Wat voelde je? Wat voelde de ander?
- Wat dacht je? Wat dacht de ander?
- Wat deed je? Wat deed de ander?

Hoe rond je de opdracht af? Een gesprek met je begeleider en/of een verslagje?

Praktijkopdrachten voor kwalificatieniveau 4

Opmerkingen van de deelnemer:

_____
_____
_____
_____
_____

Opmerkingen van de begeleider:

_____
_____
_____
_____
_____

4 En hoe nu verder?

Gebruik de competentiematrix bij deze opdracht om vast te stellen hoever je bent.
– Wil of moet je deze opdracht nog een keer doen?
– Aan welke onderdelen moet je nog werken?

_____
_____
_____
_____
_____

Competentiematrix

Opdracht 23: Zelfstandig functioneren als verpleegkundige
Kerntaak 1: Bieden van verpleegkundige zorg en ondersteuning op basis van het verpleegplan
Kerntaak 2: Begeleiden van de zorgvrager(s) op basis van het verpleegplan
Resultaten: De verpleegkundige verleent zelfstandig en met een hoge mate van verantwoordelijkheid, verpleegkundige (basis)zorg en ondersteuning aan cliënten/zorgvragers
De verpleegkundige geeft zelfstandig aan cliënten/zorgvragers met hoog-complexe problematiek ondersteuning en begeleiding.

Compe-tentie	Omschrijving	Criteria	Aan gewerkt	Behaald
A	Beslissen en activiteiten initiëren	Je neemt op tijd de nodige beslissingen.		
		Je neemt verantwoordelijkheid voor je beslissingen.		
		Je toont zelfvertrouwen in je beslissingen.		
D	Aandacht en begrip tonen	Je toont interesse in de gezondheidsproblemen, ervaringen, interesses en leefomstandigheden van de zorgvrager en mantelzorger/naasten.		
		Je ondersteunt de zorgvragers en mantelzorger/naasten en stimuleert hen om problemen en gevoelens te uiten.		
G	Relaties bouwen en netwerken	Je investeert in het opbouwen van een goede relatie met de zorgvrager en zijn betrokkenen.		
		Je helpt ergenis of frustraties bij collega's te verminderen.		

Praktijkopdrachten voor kwalificatieniveau 4

Compe-tentie	Omschrijving	Criteria	Aan gewerkt	Behaald
I	Presentatie	Je stemt je communicatie af op de ontvanger(s), zet de juiste hulpmiddelen in.		
K	Vakdeskundigheid toepassen	Je herkent veelvoorkomende stoornissen, beperkingen, functioneringsproblemen en gezondheidsrisico's bij verschillende zorgcategorieën.		
		Je gebruikt passende begeleidingstechnieken.		
		Je begeleidt de zorgvrager professioneel bij het omgaan met zijn ziekte/beperking.		
		Je kunt je snel een beeld vormen van de toestand van de zorgvrager.		
		Je kunt snel en precies rekenen en handelen.		
R	Op de behoefte en verwachtingen van de klant richten	Je bespreekt wensen en mogelijkheden met betrokkenen.		
		Je bespreekt verwachtingen over de zorg.		
		Je maakt een juiste afweging tussen klantvriendelijkheid en het belang van de organisatie.		
		Je stelt de tevredenheid van de zorgvrager zo concreet mogelijk vast.		
		Je neemt klachten serieus.		
X	Ondernemend en commercieel handelen	Je ziet kansen en mogelijkheden en je kunt deze gebruiken in de zorg en begeleiding.		
		Je wijst de zorgvrager, mantelzorger/naasten in de zorgsetting waar hij verblijft op de mogelijkheden van een PGB en andere financiële regelingen.		

Werkveld	Ziekenhuis-zorg	Verpleeg- en verzorgingshuis	Thuiszorg	Geestelijke gezondheidszorg	Gehandicapten-zorg
Opdracht behaald	Ja / nee / nvt	Ja / nee / nvt	Ja / nee / nvt	Ja / nee / nvt	Ja / nee / nvt
Datum en paraaf begeleider					

Praktijkopdrachten voor kwalificatieniveau 4

Competentiescan

Overzicht van competenties en uitwerking naar beoordelingscriteria niveau 4

In beeld brengen van je competenties
Dit schema kun je gebruiken en invullen als je met je begeleider na een periode terugkijkt op je functioneren. Hoe lang deze periode, is afhankelijk van de duur van je stage/BPV-periode en je opleiding. Dit spreek je met je begeleider af.

In de loop van de opleiding werk je aan de ontwikkeling van de verschillende competenties. In het schema zie je met welke opdrachten je aan de betreffende competentie werkt. De criteria maken zichtbaar waar je als verpleegkundige aan moet voldoen om de gehele competentie te behalen. Aan het einde van de opleiding heb je alle competenties behaald op het niveau van een beginnend beroepsbeoefenaar.

Naam: _____

Opleiding: _____

Traject: _____

Periode van de opleiding: start en einddatum: _____

Naam van de school: _____

Periode:	Stage-instelling:	Afdeling:	Werkveld:	Naam/functie beoordelaar:
1				
2				
3				
4				
5				
6				
7				
8				
9				
10				
11				
12				
13				
14				
15				
16				
17				
18				

Praktijkopdrachten voor kwalificatieniveau 4

Betekenis van de waardering
−: Dit onderdeel moet nog ontwikkeld worden.
+/−: Dit onderdeel is in ontwikkeling.
+: Dit onderdeel heb je behaald.

VH = boek *Verpleegtechnische handelingen*

	Competentie	Opdracht	Criteria	−	Datum en paraaf	+/−	Datum en paraaf	+	Opmerkingen en aandachtspunten
A	**Beslissen en activiteiten initiëren**	12 13 23 VH	Je neemt op tijd de nodige beslissingen.						
			Je neemt verantwoordelijkheid voor je beslissingen.						
			Je overweegt de risico's.						
			Je toont zelfvertrouwen in je beslissingen.						
			Je neemt initiatief binnen de wettelijke bevoegdheden.						
B	**Aansturen**	17 22	Je geeft taken aan de leerling/stagiaire of (nieuwe) medewerker die passen bij hun ervaring en capaciteiten.						
			Je maakt duidelijk aan betrokkenen wie, wat en wanneer er wat gedaan moet worden.						
			Je geeft instructies en aanwijzigingen aan de leerling/stagiaire of (nieuwe) medewerker bij het uitvoeren van taken en/of behalen van (leer)doelen.						
			Je voert samen met je begeleider een gesprek met een leerling/stagiaire over haar functioneren.						
			Je geeft opbouwende feedback aan de leerling/stagiaire of (nieuwe) medewerker over de werkzaamheden.						
			Je wijst taken toe aan betrokkene die passen bij hun ervaring en capaciteit.						
C	**Begeleiden**	3 10 11 16 17	Je adviseert de zorgvrager met overtuiging.						
			Je motiveert en stimuleert de zorgvrager om zoveel mogelijk zelf handelingen uit te voeren.						
			Je motiveert de zorgvrager tot het opvolgen van adviezen.						
			Je adviseert de zorgvrager hoe hij iets het beste kan aanpakken.						
			Je motiveert de zorgvrager om zijn problemen goed te verwoorden.						
			Je motiveert de zorgvrager om mee te denken over mogelijke oplossingen.						

Praktijkopdrachten voor kwalificatieniveau 4

	Competentie	Op-dracht	Criteria	–	Datum en paraaf	+/–	Datum en paraaf	+	Opmerkingen en aandachts-punten
			Je adviseert de zorgvrager over praktische zaken en een zinvolle dagbesteding.						
			Je adviseert zorgvragers over het onderhouden van het sociale netwerk.						
			Je adviseert het gezinssysteem van de zorgvrager en zijn sociale netwerk over de omgang met en de steun aan de zorgvrager.						
			Je motiveert een groep zorgvragers om zich binnen hun mogelijkheden te ontwikkelen.						
			Je geeft aandacht en uitvoering aan het groepsproces.						
			Je geeft opbouwende feedback.						
			Je voert samen met je begeleider een gesprek met een leerling/stagiaire over haar functioneren.						
D	**Aandacht en begrip tonen**	1 3 8 10 11 14 18 23	Je toont interesse in de (gezondheids)problemen, ervaringen, interesses en leefomstandigheden van de zorgvrager en mantelzorger/naasten.						
			Je luistert actief naar de zorgvrager.						
			Je luistert actief naar collega's en leidinggevende.						
			Je laat de zorgvrager, collega en leidinggevende uitspreken.						
			Je leeft je in in andermans gevoelens.						
			Je verplaatst je in de standpunten van de zorgvrager/mantelzorger/naasten.						
			Je let goed op het welzijn van de zorgvrager en mantelzorger/naasten.						
			Je ondersteunt de zorgvragers en mantelzorger/naasten en stimuleert hen om problemen en gevoelens te uiten.						
			Je houdt rekening met de mogelijkheden en beperkingen van de zorgvrager.						
			Je doet moeite om de gevoelens van de zorgvrager omtrent zelfredzaamheid te begrijpen.						
			Je laat de interesse in de zorgvrager ook non-verbaal zien.						
			Je toont interesse door er te zijn, te luisteren, te kijken en de juiste vragen te stellen en je in te leven in de zorgvrager.						

Praktijkopdrachten voor kwalificatieniveau 4

	Competentie	Op-dracht	Criteria	–	Datum en paraaf	+/–	Datum en paraaf	+	Opmerkingen en aandachts-punten
E	**Samen-werken en overleggen**	8 17	Je informeert de zorgvrager tijdig.						
			Je informeert tijdig en uit jezelf collega's en leidinggevende.						
			Je stemt de zorg af met andere betrokkenen/hulpverleners.						
			Je schakelt zonodig tijdig hulp-verleners of anderen in bij veranderingen in de gezond-heidssituatie of gedrag van de zorgvrager.						
			Je raadpleegt zonodig collega's.						
			Je overlegt tijdig en regelmatig met andere betrokkenen/hulp-verleners.						
			Je maakt afspraken met de zorgvrager, collega's en mantelzorgers over de werk-zaamheden.						
			Je bespreekt de problemen en mogelijkheden met de zorg-vrager en diens naasten.						
			Je bevordert een goede onder-linge verstandhouding in een team of groep.						
			Je toont je waardering voor de bijdragen en prestaties van anderen.						
			Je geeft duidelijk je mening en bevindingen over de zorgverlening.						
F	**Ethisch en integer handelen**	2 3 4 5 6 7 8	Je handelt ethisch volgens de beroepscode.						
			Je bent eerlijk, betrouwbaar en respecteert vertrouwelijke informatie.						
			Je respecteert verschillen tussen zorgvragers in normen en waarden, seksuele voorkeur, culturele achtergrond en levensbeschouwing.						
			Je gaat zorgvuldig om met gevoelige zaken.						
			Je communiceert open en duidelijk.						
			Je handelt consequent volgens in de organisatie geldende waarden en normen.						
			Je handelt zonder vooroordeel.	–		+/–			

Praktijkopdrachten voor kwalificatieniveau 4

	Competentie	Opdracht	Criteria	–	Datum en paraaf	+/–	Datum en paraaf	+	Opmerkingen en aandachtspunten
G	**Relaties bouwen en netwerken**	15 23	Je helpt ergernis of frustraties bij collega's te verminderen.						
			Je investeert in het opbouwen van een goede relatie met de zorgvrager en zijn betrokkenen.						
H	**Overtuigen en beïnvloeden**	1 19 21	Je voert met de zorgvrager een anamnesegesprek.						
			Je verzamelt de relevante gegevens.						
			Je gebruikt de juiste argumenten om de zorgvrager/diens naasten te overtuigen.						
			Je onderbouwt je informatie met argumenten.						
			Je brengt je ideeën en standpunten begrijpelijk.						
I	**Presenteren**	10 11 23	Je legt de informatie duidelijk uit.						
			Je stemt je communicatie af op de ontvanger(s), zet de juiste middelen in.						
			Je vraagt na of de informatie aansluit.						
J	**Formuleren en rapporteren**	1 2 4 5 6 9 18 VH	Je verwoordt duidelijk je bevindingen, zowel mondeling als schriftelijk.						
			Je brengt je bevindingen helder en bondig naar voren naar collega's en andere zorgverleners.						
			Je interpreteert de gegevens op juiste wijze.						
			Je formuleert correct.						
			Je registreert nauwkeurig en volledig je handelingen.						
			Je onderscheidt hoofd- en bijzaken.						
			Je rapporteert in goed Nederlands.						
K	**Vakdeskundigheid toepassen**	1 2 3 4 5 6 7 20 21 23 VH	Je herkent veel voorkomende stoornissen, beperkingen, functioneringsproblemen en gezondheidsrisico's bij verschillende zorgcategorieën.						
			Je gebruikt deze gegevens in het verpleegplan.						
			Je gebruikt deze gegevens om de basiszorg af te stemmen.						

Praktijkopdrachten voor kwalificatieniveau 4

Competentie		Opdracht	Criteria	–	Datum en paraaf	+/–	Datum en paraaf	+	Opmerkingen en aandachtspunten
			Je kunt snel en precies rekenen en handelen.						
			Je kunt je snel een beeld vormen van de toestand van de zorgvrager.						
			Je gebruikt passende begeleidingstechnieken.						
			Je begeleidt de zorgvrager professioneel bij het omgaan met zijn ziekte/beperking.						
			Je deelt je expertise met collega's en anderen.						
L	**Materialen en middelen inzetten**	10 11 VH	Je kiest de juiste materialen en hulpmiddelen.						
			Je gebruikt de juiste materialen en hulpmiddelen.						
			Je gebruikt de materialen en hulpmiddelen effectief, vindingrijk, efficiënt en zorgvuldig.						
			Je kiest voorlichtingsmaterialen die passen bij de zorgvrager, mantelzorger/naasten.						
			Je gebruikt voorlichtingsmaterialen die passen bij de zorgvrager, mantelzorger/naasten.						
			Je kiest voorlichtingsmaterialen die passen bij de groep zorgvragers.						
			Je gebruikt voorlichtingsmaterialen die passen bij de groep zorgvragers.						
			Je kiest geschikte middelen en materialen voor de begeleiding van de groep.						
M	**Analyseren**	1 18	Je analyseert de verzamelde gegevens en legt de juiste verbanden.						
			Je schat de situatie van de zorgvrager juist in.						
			Je trekt de juiste conclusies voor een juiste diagnose.						
			Je haalt de hoofdzaken uit de evaluatie van de zorgverlening.						
			Je geeft manieren om mogelijke problemen op te lossen.						

Praktijkopdrachten voor kwalificatieniveau 4

	Competentie	Opdracht	Criteria	−	Datum en paraaf	+/−	Datum en paraaf	+	Opmerkingen en aandachtspunten
N	**Onderzoeken**	2 4 5 6 9	Je raadpleegt de rapportages van collega's.						
			Je verzamelt gegevens uit diverse bronnen.						
			Je let op nieuwe informatie over de gezondheidstoestand.						
			Je gebruikt nieuw verkregen gegevens voor het verpleegplan.						
P	**Leren**	20 21	Je vraagt actief om feedback.						
			Je gebruikt resultaten van evaluatie en feedback als kans om je te verbeteren.						
			Je toont interesse in nieuwe ontwikkelingen in het vakgebied verpleegkunde.						
			Je maakt ontwikkeldoelen.						
			Je past nieuwe competenties toe.						
Q	**Plannen en organiseren**	17	Je maakt tijdig een planning van het totaal aan werkzaamheden en stemt deze af met collega's/ andere zorgverleners.						
			Je stelt prioriteiten in de werkzaamheden.						
			Je plant de werkzaamheden tijdig, logisch en realistisch.						
			Je kiest hulpmiddelen en mensen voor de werkzaamheden.						
R	**Op de behoeften en verwachtingen van de zorgvrager richten**	2 3 4 5 6 7 15 23	Je achterhaalt de zorgbehoeften, wensen en interesses van de zorgvrager en mantelzorger/naasten.						
			Je bespreekt wensen en mogelijkheden met betrokkenen.						
			Je bespreekt verwachtingen over de zorg.						
			Je geeft persoonlijke gerichte zorg.						
			Je geeft persoonlijke gerichte begeleiding.						
			Je vraagt regelmatig na of de geboden zorg aansluit bij de verwachtingen en wensen van de zorgvrager.						
			Je komt afspraken met de zorgvrager na.						

Praktijkopdrachten voor kwalificatieniveau 4

	Competentie	Op-dracht	Criteria	–	Datum en paraaf	+/–	Datum en paraaf	+	Opmerkingen en aandachtspunten
			Je maakt een juiste afweging tussen klantvriendelijkheid en het belang van de organisatie.						
			Je stelt de tevredenheid van de zorgvrager zo concreet mogelijk vast.						
			Je neemt klachten serieus.						
S	**Kwaliteit leveren**	21	Je werkt systematisch.						
			Je werkt mee aan de toetsing en vergelijking van kwaliteitseisen.						
			Je werkt mee aan de onderbouwing en professionalisering van het beroep.						
			Je werkt 'evidence based'.						
			Je bewaakt de kwaliteit van je werk.						
T	**Instructies en procedures opvolgen**	12 13 21 VH	Je verzorgt volgens protocollen en richtlijnen.						
			Je werkt volgens de veiligheidsvoorschriften.						
			Je controleert je handelingen.						
			Je werkt veilig met materialen en apparatuur.						
			Je werkt binnen wettelijke richtlijnen.						
			Je komt voorbereid op een overleg.						
			Je leest de verslaglegging.						
			Je komt op tijd.						
U	**Omgaan met verandering en aanpassen**	8 16 17 19	Je staat open voor de gewoonten rondom sterven en rouw uit verschillende culturen.						
			Je staat open voor andere culturen.						
			Je houdt rekening met verschillen in cultuur, sekse en gezindte van zorgvragers en past je communicatie, gedrag en begeleidingsvormen aan.						
			Je staat open voor veranderingen.						
			Je reageert passend op veranderingen.						
			Je past op positieve wijze je gedrag makkelijk en snel aan.						

Praktijkopdrachten voor kwalificatieniveau 4

	Competentie	Opdracht	Criteria	−	Datum en paraaf	+/−	Datum en paraaf	+	Opmerkingen en aandachtspunten
V	**Met druk en tegenslag omgaan**	8 12 13	Je kan onder tijdsdruk goede zorg blijven verlenen.						
			Je hanteert je gevoelens goed.						
			Je kent je eigen grenzen en geeft deze aan.						
			Je blijft in stressvolle situaties gericht op het werk.						
			Je blijft positief onder druk of bij tegenslag.						
			Je hanteert kritiek bij de evaluatie als aandachtspunt voor de zorgverlening.						
X	**Ondernemend en commercieel handelen**	23	Je wijst de zorgvrager, mantelzorger/naasten in de zorgsetting waar hij verblijft op de mogelijkheden van een PGB en andere financiële regelingen.						
			Je ziet kansen en mogelijkheden en je kunt deze gebruiken in de zorg en begeleiding.						

Praktijkopdrachten voor kwalificatieniveau 4

Competentiematrix

BPV-opdracht	Kern taak	Werk proces	Competentie
A Kennismaken met het werkveld B Kennismaking en introductie C Afsluiten van de BPV-periode D Planningsformulier			
1 Opstellen van het verpleegplan	1	1.1	D, H, J, K, M,
2 Persoonlijke verzorging	1	1.2 1.5	F, J, K, N, R
3 Eten en drinken	1 2	1.2 2.1	C, D, F, K, R
4 De uitscheiding	1	1.2 1.5	F, J, K, N, R
5 Mobiliteit	1	1.2 1.5	F, J, K, N, R
6 Slapen en rusten	1	1.2 1.5	F, J, K, N, R
7 Bedden opmaken	1	1.2	F, K, R
8 Sterven en rouw	1 2	1.3 2.2	D, E, F, U, V
9 De gezondheidstoestand monitoren	1	1.5	J, N
10 Voorlichting, advies en instructie: individueel	1	1.6 2.1	C, D, I, L
11 Voorlichting, advies en instructie: groepen	1	1.6 2.1	C, D, I, L
12 Eerste hulp	1	1.7	A, T, V
13 Veilige zorg	1	1.7	A, T, V
14 Begeleiden bij emotionele en gedragsproblemen	2	2.2	D
15 Sociaal maatschappelijk begeleiden, individueel	2	2.3	G, R
16 Sociaal maatschappelijk begeleiden, groepen	2	2.4	C, U
17 Coördinatie van zorg	3	3.3	B, C, E, Q, U
18 Evalueren en bijstellen van het verpleegplan	3	3.5	D, J, M
19 Samenwerken en overleggen	3	3.2 3.3 3.4	E, H, T, U
20 Deskundigheidsbevordering	3	3.1	K, P
21 Professionalisering	3	3.1 3.2 3.4	H, K, P, S, T
22 Werkbegeleiding	3	3.3	B
23 Zelfstandig functioneren als verpleegkundige	1 2	1.8 2.5	A, D, G, I, K, R, X
24 Verpleegtechnisch handelen (apart boek) (VH)	1	1.4 1.5 1.8	A, J, K, L, T

GPSR Compliance
The European Union's (EU) General Product Safety Regulation (GPSR) is a set of rules that requires consumer products to be safe and our obligations to ensure this.

If you have any concerns about our products, you can contact us on

ProductSafety@springernature.com

In case Publisher is established outside the EU, the EU authorized representative is:

Springer Nature Customer Service Center GmbH
Europaplatz 3
69115 Heidelberg, Germany

www.ingramcontent.com/pod-product-compliance
Ingram Content Group UK Ltd.
Pitfield, Milton Keynes, MK11 3LW, UK
UKHW051524180426
11947UKWH00018B/1554